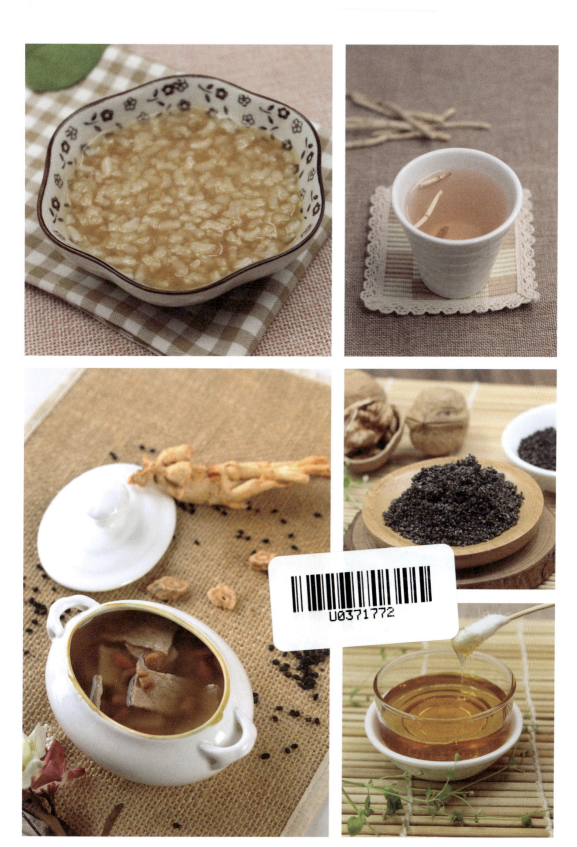

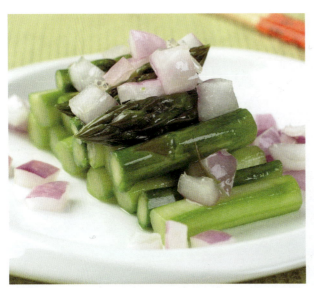
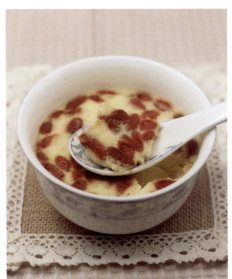
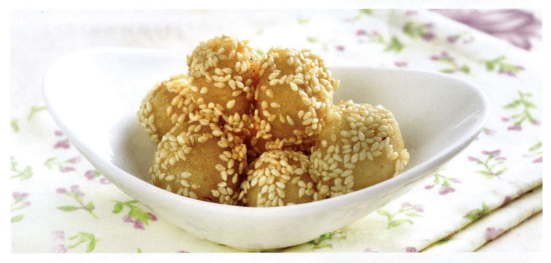
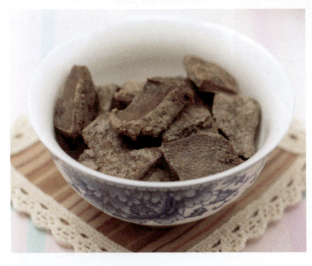
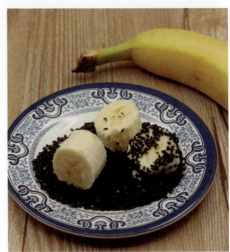

小偏方大健康

小病小痛全跑光

胡巧珍 / 编著

电子工业出版社
Publishing House of Electronics Industry
北京·BEIJING

未经许可，不得以任何方式复制或抄袭本书之部分或全部内容。

版权所有，侵权必究。

图书在版编目（CIP）数据

小偏方大健康：小病小痛全跑光 / 胡巧珍编著. — 北京：电子工业出版社, 2019.7

ISBN 978-7-121-36673-4

Ⅰ. ①小… Ⅱ. ①胡… Ⅲ. ①土方 – 汇编 Ⅳ. ①R289.2

中国版本图书馆CIP数据核字(2019)第100423号

责任编辑：郝喜娟
印　　刷：北京盛通印刷股份有限公司
装　　订：北京盛通印刷股份有限公司
出版发行：电子工业出版社
　　　　　北京市海淀区万寿路173信箱　　邮编：100036
开　　本：720×1000　1/16　　印张：11　　字数：324千字
版　　次：2019年7月第1版
印　　次：2019年7月第1次印刷
定　　价：59.80元

凡所购买电子工业出版社图书有缺损问题，请向购买书店调换。若书店售缺，请与本社发行部联系，联系及邮购电话：（010）88254888，88258888。

质量投诉请发邮件至zlts@phei.com.cn，盗版侵权举报请发邮件至dbqq@phei.com.cn。

本书咨询联系方式：haoxijuan@phei.com.cn。

小 偏 方 大 健 康
小 病 小 痛 全 跑 光

前 言

偏方又被称为单方、民间验方，是民间智慧的体现，是人们经过亲身验证的成果。

历代名医也大多重视民间验方。李时珍在撰写《本草纲目》的过程中，虚心向百姓学习，常因一个偏方走访各地。陶弘景在《本草经集注》中也记载了很多偏方，如"藕皮止血起自庖人"，是说一个厨师将手割破了，偶然发现藕皮可以止血；"牵牛逐水近出野老"，是说牵牛子能利尿，是老农的经验。王孟英撰写的《随息居饮食谱》，所载内容均源于民间，如西瓜为天生白虎汤，用以清热解暑；梨汁为天生甘露饮，用以清胃润肺；甘蔗为天生复脉汤，用以清热养胃。

本书精心收录了200多个对健康有益的偏方，内容涉及日常病痛、居家应急、美容养颜、儿童疾患、女性护理、老年调养等众多方面。书中偏方具有几大显著特色：

简单易行 偏方选药平和，药味少而精简，制作方法简便，适合家庭操作。

便于取材 偏方取材方便，便于服用，患者乐于接受。

小 偏 方 大 健 康

疗效可靠 偏方来自日常生活，并经人们多年实践、反复锤炼，对小病小痛有显著的疗效。

经济省钱 价格低廉，人们易于实践。

在编写本书的过程中，我们十分专注和用心，不仅将每个偏方讲得明明白白，而且分析了偏方的理论依据，更有"温馨提示"给予特别指导。此外，书中每个偏方还配有精美图片，读来赏心悦目。

最后，需要特别提醒的是，患者不能讳疾忌医，也不能完全迷信偏方。建议将偏方作为尝试治疗小病小痛的方法，或是辅助治疗疾病的手段。对于那些不能明确病因的疾病，一定要及时去医院就诊，做到早诊断、早治疗、早痊愈。

小病小痛全跑光

上篇 / 生活必备小偏方

Part 1　日常病痛小偏方
小病小痛全跑光

目录

感冒

偏方1：葱白姜糖汤　缓解风寒感冒有奇效	002
偏方2：薄荷粳米粥　有助于改善风热感冒	003
偏方3：西瓜番茄汁　清热止渴效果不错	004
偏方4：三色豆汤　可改善暑湿感冒	004

发热

偏方1：紫苏生姜水　适宜风寒感冒引起的发热	005
偏方2：鱼腥草茶　适宜风热感冒引起的发热	006
偏方3：擦身　出汗退热的好选择	006
偏方4：菠萝汁　酸酸甜甜，降温解渴	007
偏方5：物理降温　选对方法很重要	007

咳嗽

偏方1：姜蒜红糖水　风寒咳嗽要热治	008
偏方2：雪梨百合冰糖饮　风热咳嗽甜蜜治	009
偏方3：黄精冰糖饮　肺燥咳嗽宜润肺	010
偏方4：糖水姜汁鸡蛋　巧治久咳不愈	011
偏方5：冰糖陈醋　化解顽咳有奇效	011

哮喘

偏方1：白果蜂蜜饮　可治哮喘、痰多	012
偏方2：核麻蜜　有效缓解哮喘发作	013
偏方3：润肺散　让老年哮喘有效缓解	013

小偏方大健康

目录

口腔溃疡
偏方1：绿豆鸡蛋汤　口腔溃疡先降火　　014
偏方2：蜂蜜涂抹　抗菌消炎效果佳　　015
偏方3：茶水漱口　有效修复溃疡面　　015

鼻炎
偏方1：按摩三穴位　通畅鼻腔不堵塞　　016
偏方2：大蒜泡醋　过敏性鼻炎的灵丹妙药　　017
偏方3：丝瓜藤炖猪肉　缓解萎缩性鼻炎　　018

咽炎
偏方1：芦荟煮汤　治感冒引发的咽部肿痛　　019
偏方2：金银花茶　缓解慢性咽炎很靠谱　　020
偏方3：双花大海饮　缓解咽痛音哑　　020

呃逆
偏方1：生姜汁　让呃逆立即停止　　021
偏方2：柿蒂汤　止呃逆的常用偏方　　022
偏方3：黑芝麻散　顽固性呃逆可尝试　　022

呕吐
偏方1：甘蔗姜汁　缓解反胃呕吐　　023
偏方2：芦根绿豆汤　适用于胃热呕吐　　024
偏方3：豆腐白汤　和脾胃，止呕吐　　025
偏方4：葱白饼热敷肚脐　缓解久呕有奇效　　025

消化不良
偏方1：砂仁内金陈皮粥　健胃消食药膳　　026
偏方2：萝卜酸梅汤　清热消食　　027
偏方3：陈皮饮　改善脘腹胀满、食少吐泻　　027

小病小痛全跑光

偏方4：苹果酱　促消化，增食欲　028

腹泻
偏方1：米汤加盐　缓解急性腹泻　029
偏方2：醋煎鸡蛋　改善腹泻常用方　030
偏方3：烤苹果　收敛止泻效果惊人　030

痢疾
偏方1：榛仁陈皮　改善痢疾引起的食少吐泻　031
偏方2：葡萄红糖饮　可治痢疾导致的脓血便　032
偏方3：石榴皮汤　涩肠止痢　032

贫血
偏方1：阿胶粥　养血补虚的好选择　033
偏方2：黑木耳红枣汤　滋补佳品　034
偏方3：四红汤　补血养肝的佳品　034
偏方4：双红乌鸡汤　滋阴养血，益肝补肾　035

头痛
偏方1：白菊花汤　缓解神经性头痛　036
偏方2：枸杞子蒸蛋　改善头晕头痛　037
偏方3：龙眼壳煮水　对风寒引发的头痛有效　037

Part 2　居家应急小偏方
紧急时刻来帮忙

烫伤
偏方1：冰水糖浆　对轻微烫伤有效　039
偏方2：蛋清蜜膏　促进创面愈合　040

小偏方 大健康

目 录

冻伤
- 偏方1：辣椒泡酒　适用于冻疮初起　　041
- 偏方2：山楂膏　抗菌消炎，活血散瘀　　042

蜇伤咬伤
- 偏方1：马齿苋煎水　对蜂蜇虫咬很有效　　043
- 偏方2：茄子红糖泥　消肿止痛化瘀　　044
- 偏方3：芦荟汁　蚊虫叮咬快速止痒　　044

跌打损伤
- 偏方1：红花泡酒　跌打损伤常用方　　045
- 偏方2：鸡蛋壳末　加速骨折愈合　　046
- 偏方3：生螃蟹　补骨养筋　　046

鼻出血
- 偏方1：迎香+孔最　特效穴位止鼻血　　047
- 偏方2：西瓜子汤　有助于缓解鼻出血　　048
- 偏方3：韭菜汁　治鼻出血有奇效　　048
- 偏方4：煮鲜藕　凉血、止血功效佳　　049

中暑
- 偏方1：绿豆汤　夏季解暑防暑首选　　050
- 偏方2：冬瓜汁　消暑、清热、除烦　　051
- 偏方3：苦瓜茶　改善中暑发热、口渴烦躁　　051

宿醉
- 偏方1：蜂蜜水　有利于快速醒酒　　052
- 偏方2：香蕉奶昔　减轻酒后心悸、烦躁　　053
- 偏方3：生姜汤　缓解酒后恶心、呕吐　　053
- 偏方4：冰糖炖橄榄　改善酒后食欲不佳　　054

小病小痛全跑光

Part 3 职场特效小偏方
身心愉悦效率高

胃病
偏方1：土豆加蜂蜜	胃病不再来	056
偏方2：猴头菇蒸蛋	妙治老胃病	057
偏方3：香菜黄豆汤	改善食滞胃痛	058
偏方4：白酒烧鸡蛋	温中散寒很不错	058

颈、肩、腰痛
偏方1：花椒食盐酒	活血化瘀效果好	059
偏方2：葱姜羊肉汤	温通散寒食疗方	060
偏方3：片姜黄汤	擅治肩臂疼痛	061
偏方4：盐热敷	散寒止痛效果好	061

疲劳
偏方1：党参枸杞牛肉汤	益气补血，改善疲劳	062
偏方2：山楂薏米粥	消食除湿，缓解疲劳	063
偏方3：山药百合汤	消除疲劳，增强免疫力	064
偏方4：按揉中冲穴	按摩改善疲劳	064

失眠
偏方1：小米莲子粥	不可多得的安眠食谱	065
偏方2：酸枣仁粥	宁心安神效果不错	066
偏方3：洋葱泡红酒	从此以后睡得香	066
偏方4：西洋参煲龙眼	缓解心悸气短、健忘失眠	067
偏方5：银耳莲子汤	宁心安神又滋补	068
偏方6：龙眼枸杞茶	益气血，安神助眠	069
偏方7：百合蛋黄汤	缓解虚烦失眠很有用	069

小偏方大健康

目录

神经衰弱
- 偏方1：猪心红枣汤　益心安神定惊　070
- 偏方2：柏子仁炖猪心　养心安神，止汗润肠　071
- 偏方3：莲子百合煲瘦肉　改善心烦、焦躁、失眠　071

Part 4　美容养颜小偏方
肤如凝脂气色好

皮肤干燥粗糙
- 偏方1：香菇面膜　水润保湿，改善干燥　073
- 偏方2：麦冬乌梅茶　皮肤水润有光泽　074
- 偏方3：蜜橘银耳汤　滋润身体，延缓衰老　075
- 偏方4：海藻面膜　让皮肤如水般柔滑　075
- 偏方5：甘草芝麻油　改善手部皮肤干燥　076

皮肤黯黑无光
- 偏方1：淘米水　洗出白皙皮肤　077
- 偏方2：茯苓膏　美白养颜经验方　078
- 偏方3：三白面膜　从此不做"黄脸婆"　079
- 偏方4：洗面如玉膏　尤其适合皮肤偏黑者　079
- 偏方5：天门冬枸杞粥　清肺生津，增白润肤　080

痘痘、黄褐斑
- 偏方1：薏米甘草面膜　祛痘不留痕　081
- 偏方2：白醋冬瓜汁　有助于消除黄褐斑　082
- 偏方3：三豆豆浆　面部色斑一扫光　082
- 偏方4：生姜蜂蜜水　有效祛除色斑　083

小病小痛全跑光

面部皱纹

偏方1：蜂蜜蛋清面膜　美白皮肤，淡化皱纹　　084

偏方2：柠檬酸奶面膜　促进皮肤细胞再生　　085

偏方3：猕猴桃蜂蜜面膜　皮肤保持红润　　085

偏方4：银耳枸杞汤　延缓衰老，除皱润肤　　086

眼袋、黑眼圈

偏方1：敷土豆片　有良好的消肿作用　　087

偏方2：冷热水交替　远离"熊猫眼"　　088

偏方3：荸荠莲藕汁　有效改善黑眼圈　　088

偏方4：菊花饭团　促进眼部血液循环　　089

头屑、脱发

偏方1：白醋洗头　既去屑又止痒　　090

偏方2：抹芝麻油　给头发吃顿"营养餐"　　091

偏方3：侧柏叶生发液　从此告别脱发　　091

偏方4：核桃芝麻糊　调气血，滋秀发　　092

下篇 / 不同人群小偏方

Part 5　儿童疾患小偏方
天然安全疗效棒

百日咳

偏方1：麻黄蒸梨　适用于百日咳初期　　094

偏方2：蜂蜜柚子皮　有助于缓解百日咳　　095

小偏方大健康

目录

偏方3：贝母冰糖米汤　百日咳食疗方　　096

小儿厌食
偏方1：香甜山药球　胃口不好推荐方　　097
偏方2：山楂消食粥　改善小儿厌食　　098
偏方3：神曲敷脐　增加小儿食欲　　099

小儿腹泻
偏方1：绿茶生姜饮　适用于寒凉引起的小儿腹泻　　100
偏方2：熟苹果泥　治消化不良所致的腹泻　　101
偏方3：焦米汤　改善小儿腹泻有奇效　　101

小儿遗尿
偏方1：韭菜籽饼　妙用偏方治遗尿　　102
偏方2：鸡蛋白胡椒　温中散寒，防治遗尿　　103
偏方3：白果豆浆　治小儿遗尿效果好　　103

小儿夜啼
偏方1：灯心草汤　帮小儿告别"夜哭郎"　　104
偏方2：蛋粉粥　改善小儿夜啼很灵验　　105
偏方3：按揉四神聪　主治夜啼、烦躁不安　　105

Part 6　女性护理小偏方
妇科问题一扫光

月经不调
偏方1：陈皮橘叶茶　让月经不再迟到　　107
偏方2：艾叶生姜煮蛋　改善体寒引起的月经延迟　　108
偏方3：地黄益母酒　治血瘀所致的月经不调　　109

小病小痛全跑光

偏方4：山楂红糖饮　调理月经稀少的良方　　109
偏方5：玫瑰花茶　调经止痛，理气解郁　　110
偏方6：黑豆红花饮　活血通经，散瘀止痛　　110

痛经

偏方1：韭糖饮　可治气血两虚型痛经　　111
偏方2：生姜甘草汤　改善寒性体质所致的痛经　　112
偏方3：红酒炖苹果　缓解痛经不用愁　　112

白带异常

偏方1：三仁汤　治湿热型白带异常　　113
偏方2：白扁豆山药茶　治脾虚型白带异常　　114
偏方3：白胡椒粉红糖鸡蛋汤　治肾虚型白带异常　　114

阴道炎

偏方1：花椒水熏洗　告别外阴瘙痒　　115
偏方2：鲜桃树叶洗液　治滴虫性阴道炎　　116
偏方3：百部乌梅汤　清热、利湿、杀虫　　116

宫颈炎

偏方1：鸡冠花瘦肉汤　清热、利湿、止带　　117
偏方2：五倍子糊　改善宫颈糜烂　　118
偏方3：马鞭草蒸猪肝　宫颈糜烂常用食疗方　　119

乳腺炎

偏方1：仙人掌外敷　清热解毒，消肿止痛　　120
偏方2：蒲公英粥　可治急性乳腺炎　　121
偏方3：丝瓜桃仁糖浆　通络下乳　　121
偏方4：薏米红豆汤　有助于排痈肿脓血　　122

小偏方大健康

目 录

Part 7　男性保健小偏方
难言之隐不用慌

口臭
偏方1：黄连水　治口臭，简单好用　　　　　　　　124
偏方2：桂花柠檬水　唇齿留香告别口臭　　　　　　125
偏方3：莲藕绿豆汤　健胃除臭的好选择　　　　　　125

脚气
偏方1：洗脚水加高锰酸钾　治脚气效果佳　　　　　126
偏方2：花椒盐水　洗脚一周有奇效　　　　　　　　127
偏方3：白萝卜加明矾　民间治脚气的常用方　　　　127

痔疮
偏方1：茄子末　改善内痔出血　　　　　　　　　　128
偏方2：鱼腥草　内服外用治痔疮有奇效　　　　　　129
偏方3：苦参煮鸡蛋　燥湿止痒治痔疮　　　　　　　129

肥胖
偏方1：荷叶减肥茶　消食除湿瘦身　　　　　　　　130
偏方2：大麦茶　边喝边瘦不是梦　　　　　　　　　131
偏方3：黑木耳粉　容易产生饱腹感　　　　　　　　131
偏方4：白萝卜减肥餐　轻身，皮肤白净细腻　　　　132

阳痿
偏方1：决明苁蓉茶　补肾壮阳，润肠通便　　　　　133
偏方2：锁阳羊肉粥　改善阳痿、早泄　　　　　　　134
偏方3：黄精粥　滋阴养肾，健脾润肺　　　　　　　134

小病小痛全跑光

前列腺炎
- 偏方 1：中药坐浴　可改善前列腺炎　135
- 偏方 2：参芪枸杞粥　健脾益肾，利尿通淋　136
- 偏方 3：绿豆车前草汤　通淋补肾多喝汤　136

Part 8　老年调养小偏方
快乐长寿享安康

眩晕
- 偏方 1：鸡蛋丝瓜络　经络畅，气血通　138
- 偏方 2：龙眼红枣炖蛋　缓解气血不足所致的眩晕　139

便秘
- 偏方 1：蜂蜜魔芋糊　远离便秘气色好　140
- 偏方 2：香蕉蘸黑芝麻　润肠通便效果不错　141
- 偏方 3：麸皮拌萝卜丝　清热生津，润肠通便　141
- 偏方 4：姜汁菠菜　敛阴润燥，止渴润肠　142

记忆力减退
- 偏方 1：核桃花生糊　改善健忘效果不错　143
- 偏方 2：鳝丝油菜粥　益智健脑　144
- 偏方 3：玉米鸡蛋羹　养护大脑，增强记忆　144
- 偏方 4：黄花菜炖肉　缓解记忆力减退　145

风湿病
- 偏方 1：生姜葱白糊　外敷可散寒祛湿　146
- 偏方 2：花椒白芥子　通络止痛效果好　147
- 偏方 3：木瓜银耳汤　舒筋活络，化湿和胃　147

小偏方大健康

高脂血症

  偏方1：木耳山楂粥　调血脂，防血栓　　148
  偏方2：决明菊花粥　"三高"患者的好选择　　149
  偏方3：黑豆红枣汤　促进胆固醇排泄　　150
  偏方4：海带绿豆汤　清热通便，降低血脂　　150

高血压

  偏方1：醋鸡蛋　民间常用降压方　　151
  偏方2：玉米须水　利尿消肿，辅助降压　　152
  偏方3：芹菜苦瓜汁　强强联合，降压降脂　　152
  偏方4：苹果香蕉芹菜汁　喝蔬果汁也能降血压　　153
  偏方5：山楂二花茶　清热、降压、降脂　　153

糖尿病

  偏方1：苦瓜汤　辅助降低血糖　　154
  偏方2：地骨皮面糊　生津止渴效果好　　155
  偏方3：二皮汤　改善口渴症状　　156
  偏方4：洋葱拌芦笋　降糖、减脂、通便　　156

附录：不同体质表现及饮食宜忌　　157

小偏方大健康　小病小痛全跑光

上篇　生活必备小偏方

日常生活中，难免会遇到一些让人头疼的小病小痛，如感冒、咳嗽、口腔溃疡、咽炎、呃逆、呕吐、消化不良、腹泻等。有时明知道是小问题，不需要打针吃药，但发作起来依旧令人手足无措。别担心！使用一些小偏方，往往能有意想不到的惊喜！

Part1
日常病痛小偏方
小病小痛全跑光

感冒

我们都患过感冒，但很多人并不清楚感冒有哪些类型。常见的感冒类型有风寒感冒、风热感冒、暑湿感冒等。风寒感冒多与感受风寒有关，表现为畏寒、低热、无汗、流清涕、打喷嚏等；风热感冒多与感受风热有关，表现为发热重、出汗、流浓涕、咽喉痛、口渴等；暑湿感冒多发生在夏季，表现为畏寒、发热、口淡无味、头晕、头痛、腹胀、腹泻等。一旦患上感冒，在注意休息的同时，可以试试以下小偏方。

出处：民间验方

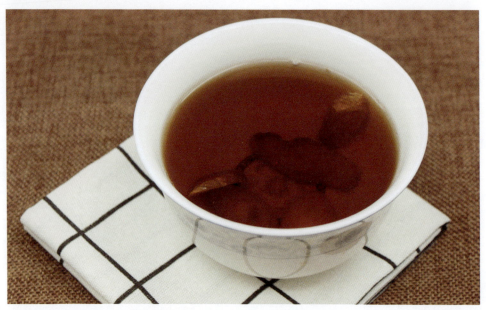

偏方 1 / 葱白姜糖汤
缓解风寒感冒有奇效

材料

大葱 2 根，生姜 20 克，红糖 15 克。

做法

将大葱去皮及葱叶，留下葱白，清洗干净，沥干后切碎；生姜洗净，切成片。将葱白、姜片一起放入锅中，加适量清水大火煮沸；3 分钟后，放入红糖继续煮 2 分钟即可。

用法：趁热饮用，宜盖被发汗。每日早晚各 1 次。
适用人群：风寒感冒初期患者。

小偏方大功效

对于风寒感冒，宜辛温解表。葱白味辛、性温，有发汗解表、通达阳气等功效；生姜味辛、性微温，可解表散寒、温中止呕、温肺止咳。葱白与生姜搭配煮汤，能较好地改善风寒感冒的症状。

类似小偏方

用葱白煮粥，每日 1 次，趁热服用，可解表散寒，适用于风寒感冒。

温馨提示

1. 对于风热感冒来说，葱白姜糖汤不仅无法缓解感冒症状，反而易加重病情。
2. 阴虚体质者忌食葱、姜，否则会耗气伤阴，导致阴虚加重。

出处：民间验方

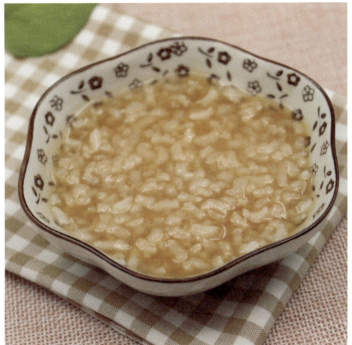
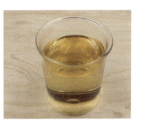
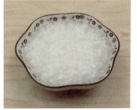
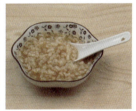

偏方 2 / 薄荷粳米粥
有助于改善风热感冒

材料

薄荷 10 克（鲜薄荷 30 克），粳米 50 克，白糖适量。

做法

薄荷洗净，放入锅中，加适量清水，大火煮沸后改小火煮数分钟，去渣留汁备用；粳米洗净，与适量清水一起煮粥，粥熟后倒入薄荷汁，再次煮沸，加少许白糖调味即可。

用法：每日 2 次，病愈即止。
适用人群：风热感冒初期患者。

温馨提示

1. 如果用鲜薄荷，可以与粳米同时下锅，加水煮粥。
2. 薄荷辛香耗气，气虚体质者忌用。
3. 薄荷有醒脑、兴奋的作用，睡前 1 小时内不宜服用。
4. 薄荷会抑制乳汁分泌，哺乳期妈妈不宜食用。

小偏方大功效

薄荷味辛、性凉，具有疏风散热、清利头目、利咽等功效，对风热感冒所引起的头痛目赤、咽喉肿痛等有良好的改善作用。据《本草纲目》记载，薄荷"辛能发散、凉能清利，专于消风散热"。

现代研究发现

薄荷清凉的香气及口感，来自其所含的薄荷油。薄荷油具有祛痰、解痉、消炎、清热、抗菌、抗病毒等作用。

类似小偏方

白萝卜 3~5 片，与少量竹叶、冰糖一起加适量水熬煮，去渣留汁饮用，也能改善风热感冒症状。

偏方 3 / 西瓜番茄汁
清热止渴效果不错

出处：民间验方

材料
西瓜 200 克，番茄 1 个。

做法
西瓜去皮、去子，切成小块；番茄洗净去蒂，放入沸水中焯烫，去皮切成小块。将西瓜块、番茄块一起放入榨汁机中，搅打成汁即可。

用法： 每日 1～2 次，即榨即饮。
适用人群： 暑湿感冒患者。

> **温馨提示**
> 西瓜属于寒凉食物，脾胃虚寒者、风寒感冒者忌食。

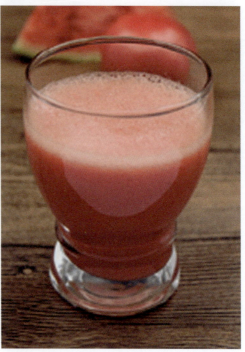

小偏方大功效
西瓜清热解暑、除烦止渴，番茄生津止渴、健胃消食。二者合用，是改善暑湿感冒的佳品。

偏方 4 / 三色豆汤
可改善暑湿感冒

出处：民间验方

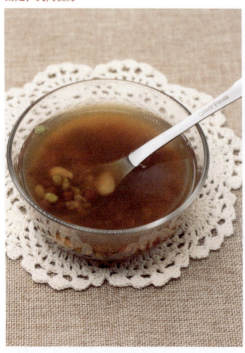

材料
白扁豆、红豆、绿豆各 30 克。

做法
白扁豆洗净，红豆、绿豆用清水浸泡 1 小时。将白扁豆、红豆、绿豆一起放入砂锅中，加适量清水煮熟即可。

用法： 每日 1 次，吃豆喝汤。
适用人群： 暑湿感冒患者。

> **温馨提示**
> 红豆利水功效较强，尿频者不宜多食。

小偏方大功效
白扁豆健脾化湿、和中消暑，红豆解毒利水、健脾去湿，绿豆清热解毒、消暑除烦。三者合用，对暑湿感冒有良好的缓解作用。

发热

发热又叫发烧，我们都经历过。简单来说，检测腋窝体温 10 分钟，如果体温在 37.5～38℃为低热，38.1～39℃为中热，超过 39.1℃就是高热。

发热对人体有利也有弊。临床发现，发热时人体免疫功能明显增强，这有利于促进疾病痊愈；但如果一直处于高热状态，则可能引发惊厥、休克。能引起发热的疾病较多，最常见的如感冒等。如果体温没有超过 38.5℃，可以多喝水、采用物理降温、试试小偏方。如果体温超过了 38.5℃，就必须及时到医院就诊。

出处：《名中医治病绝招》

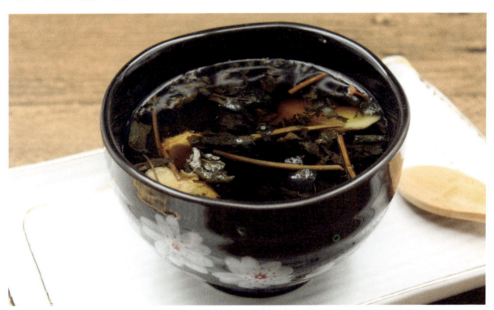

偏方 1 / 紫苏生姜水
适宜风寒感冒引起的发热

材料

紫苏叶、生姜各 30 克，红糖 15 克。

做法

将紫苏叶、生姜洗净切碎，装入杯中，倒入 300 毫升沸水，加盖焖 15 分钟，再放入红糖调味即可。

用法：每日 2 次，趁热服用。
适用人群：因风寒感冒引起发热的患者。

小偏方大功效

紫苏叶解表散寒、行气和胃，生姜散寒发汗、和胃止呕。紫苏生姜水对于风寒感冒引起的发热、恶心等有良好的缓解作用。

类似小偏方

香菜根 200 克，洗净后加 500 毫升清水，熬至水剩 200 毫升，捞出香菜根，倒入杯中代茶饮用。每日 2～3 次，对因风寒感冒引起的发热有效。

温馨提示

1. 气虚及阴虚体质者慎服。
2. 风热感冒引起的发热患者忌用。

偏方 2 / 鱼腥草茶
适宜风热感冒引起的发热

材料
鱼腥草 15 克,冰糖 20 克。

做法
鱼腥草洗净放入砂锅中,加 800 毫升清水,大火煮沸后改小火继续煮 15 分钟,加入冰糖再煮 5 分钟,倒入杯中即可。

用法: 每日 1 次,代茶饮用。
适用人群: 因风热感冒引起发热的患者。

温馨提示
1. 若用鲜鱼腥草,用量加倍。
2. 风寒感冒引起的发热患者忌用。

小偏方大功效
鱼腥草味辛、性微寒,可清热解毒、消痈排脓、利尿通淋。这款鱼腥草茶是缓解因风热感冒引起发热的常用方。

出处:民间验方

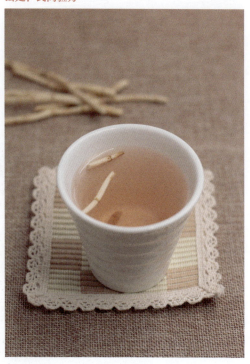

出处:民间验方

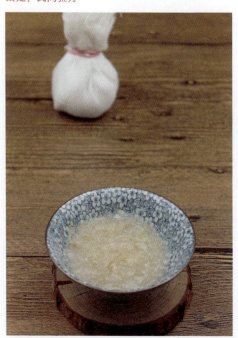

偏方 3 / 擦身
出汗退热的好选择

材料
葱白、生姜各 15 克,盐适量,白酒 1 盅。

做法
将葱白、生姜、盐放入容器中,捣烂成糊,再加一盅白酒调匀,用纱布包好,擦拭前心、后心、手心、脚心、腋窝。

用法: 每日 1 次,退热即止。
适用人群: 感冒身热无汗、倦怠乏力者。

温馨提示
体表多汗者忌用,皮肤易过敏者慎用。

小偏方大功效
这是一款外用小偏方,安全而无任何副作用,目的是促进汗液分泌,十分适合感冒后不出汗者使用。

偏方 4 / 菠萝汁
酸酸甜甜，降温解渴

出处：民间验方

材料
鲜菠萝 250 克，盐适量。

做法
菠萝去皮，切成块，放入淡盐水中浸泡半小时后捞出放入榨汁机中，加少许凉开水榨汁，过滤后倒入杯中即可。

用法： 每日 1～2 次，每次 1 杯。
适用人群： 发热、烦渴者。

温馨提示
1. 菠萝中含有的苷类物质有刺激作用，食用前要用淡盐水浸泡。
2. 过敏体质者最好不要吃菠萝，否则易引发过敏反应。

小偏方大功效
菠萝味甘、微酸，性平，具有清暑解渴、健胃消食等功效，可有效缓解发热、口渴。

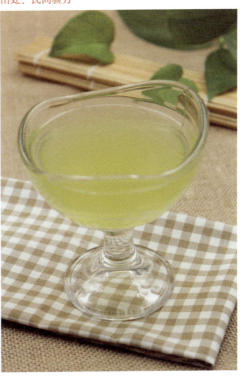

出处：民间验方

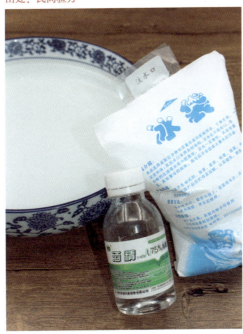

偏方 5 / 物理降温
选对方法很重要

材料
温水，冰袋。

做法
1. 用温水（32～34℃）擦拭患者双上肢、背部、双下肢，温水擦浴时间不宜超过 20 分钟。
2. 将冰袋置于前额、腋窝、腹股沟等血管丰富处。

用法： 发热缓解即止。
适用人群： 发热患者。

温馨提示
1. 温水降温，适用于体温低于 39℃的患者。
2. 冰袋降温，适用于体温在 39℃以上的患者。

小偏方大功效
物理降温不仅能刺激发热者的皮肤血管扩张，增加皮肤的散热能力；还由于温水挥发时可带走大量的热量，使患者体温下降、症状缓解。

咳嗽

咳嗽不是疾病，而是一种常见症状，可简单分为两种类型：外感所致的咳嗽，多伴有发热、头痛、恶寒等，起病急、病程短；内伤所致的咳嗽，一般无外感症状，起病慢、病程长，常伴有脏腑功能失调。

外感所致的咳嗽常以风为先导，或挟寒，或挟热，或挟燥，其中又以风邪挟寒者居多。风寒咳嗽，早期咽痒而咳嗽声重，气急，咯痰清稀呈泡沫状，或鼻塞流清涕，苔薄白；风热咳嗽，咳嗽痰黄而稠，气粗，咽痛，口渴，流黄涕，苔薄黄；肺燥咳嗽，干咳无痰或少痰，鼻咽干燥，舌红干少津。

出处：民间验方

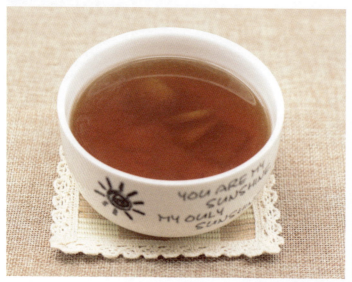

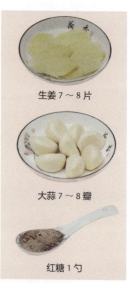

生姜7～8片

大蒜7～8瓣

红糖1勺

偏方1 / 姜蒜红糖水
风寒咳嗽要热治

材料

成人：生姜7～8片，大蒜7～8瓣，红糖1勺。
小儿：生姜3片，大蒜3瓣，红糖半勺。

做法

生姜、大蒜分别去皮、洗净，切成片；一起放入锅中，加入300毫升清水，盖上锅盖用中火煮10分钟，放入红糖继续煮2分钟即可。

用法：每日1～2次，严重者可每日3次。
适用人群：风寒咳嗽患者。

温馨提示

1. 姜皮属于凉性，用生姜一定要注意去皮。
2. 风热咳嗽者、阴虚内热者慎用。

小偏方大功效

大蒜、生姜是治疗风寒咳嗽的佳品，与具有补脾和血功效的红糖一起搭配，对风寒咳嗽十分有效。

类似小偏方

生姜切片，晚上睡觉时嘴里含1～2片，可驱寒止咳、祛痰解毒。

出处：民间验方

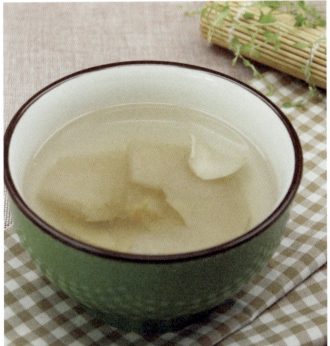
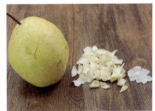
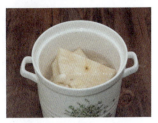
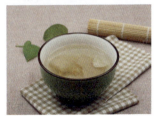

偏方 2 / 雪梨百合冰糖饮
风热咳嗽甜蜜治

材料
雪梨1个，新鲜百合60克，冰糖适量。

做法
雪梨去皮、去核，洗净后切成块；百合掰开，洗净泥沙，用清水浸泡10分钟。将冰糖和百合放入锅中，加清水小火炖煮15分钟；加入雪梨，用小火继续煮5分钟即可。

用法： 每日1次。
适用人群： 风热咳嗽患者。

小偏方大功效
雪梨可生津润燥、清热化痰，百合可祛痰止咳，二者搭配可有效缓解风热咳嗽。

类似小偏方
百合也可蒸食或煮粥，都有良好的养阴润肺、祛痰止咳的功效。

温馨提示
1. 不要加太多冰糖，否则太甜易引起咽喉不适。
2. 百合有通便作用，脾胃虚弱而经常腹泻者忌服。
3. 风寒咳嗽者、阳虚体质者慎用，阴虚体质者适宜。

出处：民间验方

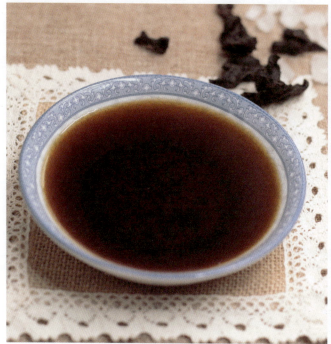
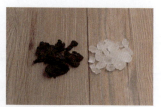
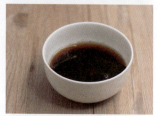
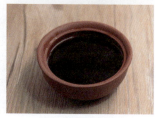

偏方 3 / 黄精冰糖饮
肺燥咳嗽宜润肺

材料

黄精15克，冰糖20克。

做法

将黄精洗净，用冷水泡发，放入砂锅中，加适量清水、冰糖，大火煮沸后改小火熬至黄精熟烂即可。

用法：每日2次，吃黄精喝汤。
适用人群：肺燥咳嗽患者。

小偏方大功效

黄精味甘、性平，有养阴润肺等功效，对肺虚燥咳有良好疗效。黄精与有润肺止咳功效的冰糖搭配，是肺燥咳嗽者的好选择。

类似小偏方

取雪梨1个去皮、去核，切成块；10克银耳泡发，撕成小朵；罗汉果半个，连皮带肉分成块。上述材料一起放入砂锅中，加适量清水炖煮至银耳熟烂。每日吃1次，可清咽利肺、止咳化痰。

温馨提示
1. 多痰、脾胃虚寒、肾阳虚者禁用黄精。
2. 如果是新鲜黄精，用30克左右。

偏方 4 / 糖水姜汁鸡蛋
巧治久咳不愈

材料
白糖 50 克,鸡蛋 1 枚,鲜姜适量。

做法
将鸡蛋打入碗中,制成蛋液;鲜姜绞碎,取汁备用。将沸水冲入蛋液中,再加入白糖、生姜汁,搅拌均匀即可。

用法: 每日早晚各 1 次。
适用人群: 感冒引起的咳嗽、咽痛患者。

小偏方大功效

这是民间常用的治疗咳嗽的偏方,尤其对感冒引起的咳嗽、嗓子干、咽喉痛、黄痰多等有良好疗效。

出处:民间验方

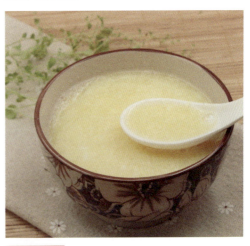

温馨提示
1. 将白糖改为红糖也不错,且十分适合女性朋友。
2. 阴虚体质者及痰湿体质者均不宜服用。

出处:民间验方

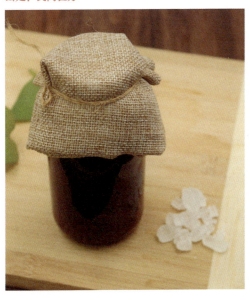

偏方 5 / 冰糖陈醋
化解顽咳有奇效

材料
冰糖 500 克,陈醋 500 毫升。

做法
将冰糖、陈醋一起放入砂锅中,用小火熬至冰糖完全溶化,冷却后装瓶备用。

用法: 每日早晚各服 10～20 毫升。
适用人群: 咳嗽多痰、久咳不愈者。

小偏方大功效

冰糖具有润肺、止咳、清痰的作用,而陈醋对干咳有特殊疗效,二者搭配可治久咳不愈。

类似小偏方

取艾叶 30～50 克,用水煎煮,倒入盆中,趁热将双脚置水蒸气上。待水温适中后(45～50℃),用艾叶水泡脚。每晚 1 次,每次约 20 分钟,对久咳者有益。

温馨提示
1. 为避免醋液伤胃,空腹时别喝。
2. 小儿、孕妇不建议服用。
3. 由于含糖量高,痰湿体质者宜少用。

哮喘

哮喘是一种顽固的慢性支气管疾病，常见症状为反复发作性咳嗽、胸闷及呼吸困难，部分患者咳痰，多在夜间或凌晨发作。

哮喘与遗传和环境因素有关。研究发现，如果父母都有哮喘，其子女患哮喘的概率高达60%；如果父母中有一人患有哮喘，其子女患哮喘的可能性约为20%；如果父母都没有哮喘，其子女患哮喘的概率则很低。另外，生活中的花粉、动物皮毛、灰尘、某些食物及药物、气候变化等，都可能诱发哮喘或使哮喘复发。

哮喘患者在使用药物积极治疗的同时，也应注意膳食调理，以下这些食疗小偏方不妨一试。

出处：民间验方

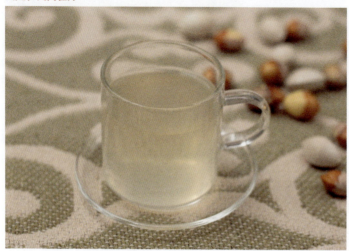

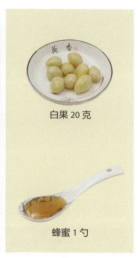

白果 20 克

蜂蜜 1 勺

偏方 1 / 白果蜂蜜饮

可治哮喘、痰多

材料

白果（银杏）20克，蜂蜜1勺。

做法

白果去壳、去心，洗净后放入砂锅中，加适量清水炖煮10分钟；至白果仁熟后，将汤盛入杯中，放温后调入蜂蜜即可。

用法： 每日1次，代茶饮用。
适用人群： 哮喘、痰多者。

温馨提示
1. 白果有小毒，不宜生吃、多吃，也不可长期食用。
2. 一般人均可饮用，怀孕的准妈妈忌用。

小偏方大功效

白果可敛肺定喘，蜂蜜能补中润燥。二者搭配制作茶饮，对哮喘、多痰有不错的缓解作用。

现代研究发现

白果有"植物界的活化石"之称，既可食用又可药用。药理研究表明，白果所含的白果酚有抑菌杀菌的作用，对呼吸道感染性疾病有良好的防治效果。

类似小偏方

白果仁25克、冰糖15克，一起炖煮，代茶饮用，每日1～2次，可治咳喘、痰多。

偏方 2 / 核麻蜜
有效缓解哮喘发作

出处：民间验方

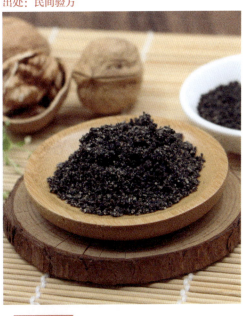

材料
核桃仁 200 克，黑芝麻 100 克，蜂蜜适量。

做法
将核桃仁、黑芝麻放入锅中，微炒后取出，研磨成末，放入干净容器中密封。取一勺核桃黑芝麻粉，沸水冲调，放温后加蜂蜜调匀饮用。

用法：每日早晚各 1 次。
适用人群：咳嗽、哮喘患者。

小偏方大功效
核桃仁味甘、性温，能温肺、补肾、润肠；黑芝麻和蜂蜜中含有大量蛋白质和维生素，有助于提高人体免疫力。核麻蜜不仅有助于止咳平喘，还有益于患者的营养补充。

类似小偏方
取鲜艾叶 120 克，洗净、沥干，加少许凉开水，捣烂绞汁。服用艾叶汁，可改善哮喘。

> **温馨提示**
> 核麻蜜属于治疗型与营养型偏方，不必特别忌口，病情严重者可加量服用。

出处：民间验方

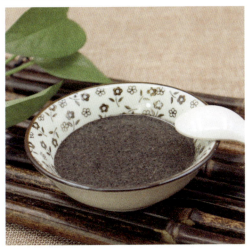

偏方 3 / 润肺散
让老年哮喘有效缓解

材料
黑芝麻 200 克，川贝母 80 克，冰糖 100 克，蜂蜜 100 毫升。

做法
将黑芝麻、川贝母捣碎，研成细末；用沸水煮化冰糖，加入黑芝麻粉、川贝母粉，用筷子搅拌均匀；稍凉后，放入蜂蜜，继续拌匀，装入碗中，随吃随取。

用法：每日早晚各 1 次。
适用人群：老年哮喘患者。

小偏方大功效
黑芝麻可滋五脏、益精血，川贝母可清热、润肺、化痰止咳。两者与可止咳化痰的冰糖、补中润燥的蜂蜜搭配，是老年哮喘的食疗良方。

> **温馨提示**
> 1. 选用黄色的冰糖比白色的冰糖效果好。
> 2. 脾胃虚寒者及痰湿体质者不宜服用。

口腔溃疡

口腔溃疡，俗称口腔上火、口疮，是发病率极高的一种口腔黏膜疾病，有反复发作的特点。口腔溃疡面多为灰白色或微黄色，米粒至黄豆大小，呈圆形或卵圆形，表面凹陷，周围充血。口腔溃疡的病因较多，如经常熬夜、消化不良、工作压力大、爱吃辛辣刺激性食物等。口腔溃疡发作时患处有剧烈的烧灼感，遭遇辛辣刺激性食物时疼痛更为剧烈；溃疡严重者进食困难，同时还常伴有口臭、便秘、头晕、恶心、烦躁等表现。得了口腔溃疡，吃不下东西、疼痛难忍时，可以试试小偏方，有助于缓解症状。

出处：民间验方

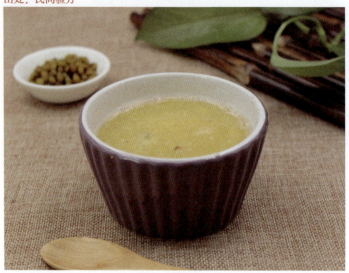

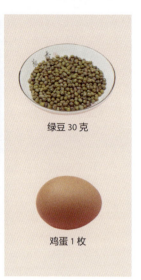

绿豆 30 克

鸡蛋 1 枚

偏方 1 / 绿豆鸡蛋汤
口腔溃疡先降火

材料

绿豆 30 克，鸡蛋 1 枚，冰糖适量。

做法

将绿豆洗净，用清水浸泡 1 小时；鸡蛋打入碗中，制成蛋液；把绿豆倒入锅中，加适量清水煮 10 分钟后关火，滤去绿豆；将绿豆水冲入蛋液中，加冰糖调味即可。

用法：每日早晚各 1 次，溃疡不严重者每日 1 次。
适用人群：口腔溃疡者。

小偏方大功效

绿豆味甘、性寒，有清热解毒的功效；鸡蛋味甘、性平，有滋阴润燥的功效。二者合用可清热去火，十分适合口腔溃疡患者。

类似小偏方

绿豆、红豆、黑豆各 20 克，浸泡、洗净后，一起放入锅中，加适量清水煮 1 小时，盛入碗中喝汤吃豆。

温馨提示

1. 绿豆煮 10 分钟即可，时间过长会降低清火疗效。
2. 绿豆性寒，对脾胃虚寒、阳虚体质者无益，最好不要食用。

偏方 2 / 蜂蜜涂抹
抗菌消炎效果佳

材料
蜂蜜适量。

做法
先用温开水漱口,再用消毒棉签蘸满蜂蜜涂抹在口腔溃疡面上。

用法: 每日 3～4 次。
适用人群: 轻度口腔溃疡患者。

> **温馨提示**
> 婴儿、糖尿病患者、脾虚腹胀者不宜食用蜂蜜。

小偏方大功效
《中国药典》指出,蜂蜜外用可生肌敛疮。蜂蜜含有抑菌物质,可抗菌、消炎、止痛,有利于口腔黏膜的修复,促进溃疡面愈合。

出处:民间验方

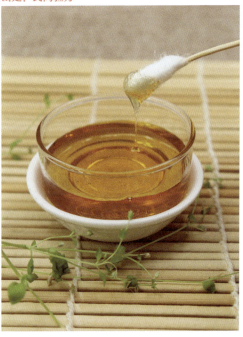

偏方 3 / 茶水漱口
有效修复溃疡面

材料
绿茶 5 克。

做法
将绿茶放入杯中,用沸水冲泡,加盖闷 5～10 分钟即可。茶水含在嘴里 10 秒钟,漱口吐出。

用法: 每日 2～3 次,连用数日。
适用人群: 口腔溃疡患者。

> **温馨提示**
> 肝脏病患者、神经衰弱患者、孕妇、胃溃疡患者忌用。

小偏方大功效
绿茶中含有的茶多酚有修复组织和抑菌的作用,可促使口腔溃疡面愈合。另外,绿茶还富含维生素 C、维生素 B_{12},对口腔溃疡患者十分有益。

出处:民间验方

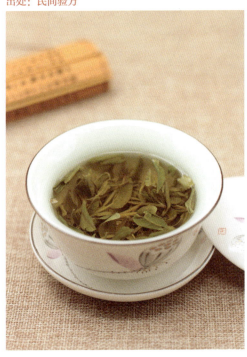

鼻炎

鼻炎是一种鼻腔黏膜和黏膜下组织的炎症,可分为慢性鼻炎、过敏性鼻炎、干燥性鼻炎、萎缩性鼻炎等类型。造成鼻炎的病因很多,主要有病毒感染、遗传因素、鼻黏膜易感、吸入抗原物质(如花粉、尘螨、动物皮屑等)。一旦患有鼻炎,会出现鼻塞、流涕、打喷嚏、嗅觉下降、头晕头痛、食欲不佳、易疲倦等症状。

有些人患了鼻炎,会以为是感冒导致的一系列症状,未能给予及时治疗,从而易诱发鼻窦炎、咽炎、中耳炎等并发症,严重时甚至会造成记忆力减退。对于轻微鼻炎,除了药物治疗外,民间有不少辅助治疗的小偏方,常会带给人意想不到的惊喜。

出处:民间验方

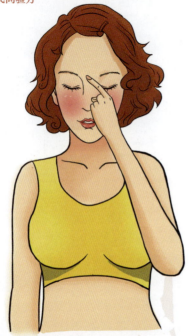

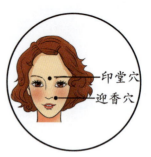

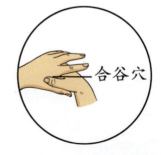

偏方 1 / 按摩三穴位
通畅鼻腔不堵塞

穴位位置:印堂穴,位于两眉头的中间;迎香穴,位于鼻翼两旁与鼻唇沟的凹陷处;合谷穴,位于拇指与食指之间的虎口处。

按摩方法:双手对搓,感到双手发热为止。将食指指尖放于穴位上,按顺时针方向按摩。

用法:每个穴位按3~5分钟,每日早晚各1次。
适用人群:轻微鼻炎患者。

> **温馨提示**
> 1. 孕妇、出血性疾病患者禁止按摩。
> 2. 按摩时手法力度适中,由轻渐重,以穴位出现酸胀感为宜。

小偏方大功效

按摩印堂穴可防治鼻部疾病,按摩迎香穴可防治鼻炎、鼻窦炎等,按摩合谷穴善治五官科疾病(如鼻塞、目赤、咽痛等)。上述按摩方法简单实用,轻微鼻炎患者不妨一试。

类似小偏方

拇指和食指放在鼻梁根上端两侧,从印堂穴至嘴唇往返搓50~100次。经常按摩鼻侧,有助于增强鼻子的抵抗力。

出处:《验方集锦》

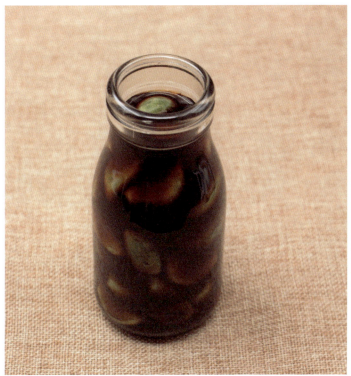

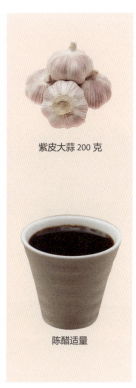

紫皮大蒜 200 克

陈醋适量

偏方 2 / 大蒜泡醋
过敏性鼻炎的灵丹妙药

材料

新鲜紫皮大蒜 200 克,陈醋适量。

做法

大蒜去皮、洗净,放入一个大肚小口的瓶或罐子里,倒入陈醋,使醋没过大蒜,密封罐口,浸泡 10 天即可。

用法: 每晚吃醋泡大蒜 2～3 瓣,再用瓶口对准鼻孔熏 30 分钟。
适用人群: 过敏性鼻炎患者。

小偏方大功效

大蒜中的大蒜素含硫化物,有抗菌消炎作用,与有一定杀菌抑菌作用的醋合用,对过敏性鼻炎患者有益。

类似小偏方

取红霉素眼膏涂抹在消毒棉签上,伸入鼻腔内均匀涂抹。一日 2 次,对轻微鼻炎有改善作用。

温馨提示

1. 建议使用过程中,每 7 日换一次大蒜和醋。
2. 慢性胃炎、消化道溃疡、胃酸过多者及孕妇忌用。
3. 大蒜有散气的作用,气虚体质者忌食。

出处：《偏方治大病》

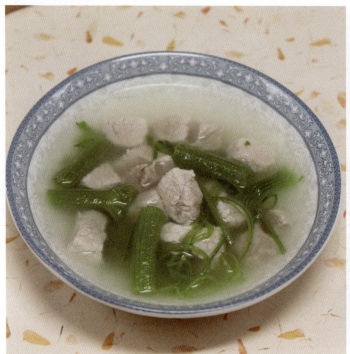
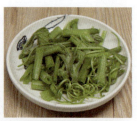
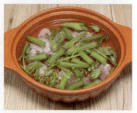
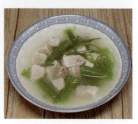

偏方 3 / 丝瓜藤炖猪肉
缓解萎缩性鼻炎

材料

丝瓜藤（近根部）2～3米，猪瘦肉60克，盐适量。

做法

丝瓜藤洗净，切成段；猪瘦肉洗净，切成块。砂锅中加适量清水，放入丝瓜藤、猪瘦肉块，大火煮沸后改小火炖1小时，加少许盐调味即可。

用法：每日1次，5次为1疗程，一般1～3个疗程即可缓解。
适用人群：萎缩性鼻炎患者。

小偏方大功效

丝瓜藤味苦、性微寒，可通经活络、止咳祛痰，常被用于腰痛、咳嗽、鼻炎、支气管炎患者的食疗。

现代研究发现

丝瓜藤中含有皂苷类物质，具有止咳祛痰、杀菌消炎的作用。

类似小偏方

取晒干的丝瓜藤（近根部）切成段，在火上焙至半焦，研成末，装瓶备用。使用时，把鼻腔清理干净，让家人帮助将丝瓜藤粉吹入鼻腔内，再用棉球堵住鼻孔15分钟。连续使用数日即有效果。

温馨提示

1. 体虚、脾胃虚弱者宜少食。
2. 丝瓜藤性微寒，阳虚体质者忌食。

咽炎

咽炎分为急性和慢性。急性咽炎常为病毒或细菌感染所致，症状为咽部干燥、灼热，继而有疼痛感，吞咽进食时尤为明显。急性咽炎治疗不彻底会转为慢性咽炎，症状为咽部有异物感、烧灼感、干燥感；有时还有隐痛感，说话多时症状更为明显。

在日常生活中，有很多因素会导致咽炎，如空气粉尘污染、感冒、嗜食辛辣刺激性食物、爱喝酒、工作压力大、用嗓过度等；严重的咽炎还会引起消化不良、胃炎、肠炎等。在积极治疗咽炎的同时，也可以采用一些小偏方来缓解症状。

出处：民间验方

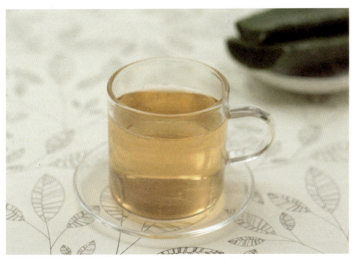

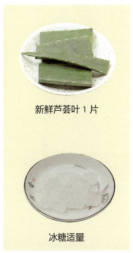

新鲜芦荟叶1片

冰糖适量

偏方1 / 芦荟煮汤
治感冒引发的咽部肿痛

材料

新鲜芦荟叶1片，冰糖适量。

做法

芦荟叶洗净、去刺、去外皮，切成小块。将芦荟块与冰糖一起放入砂锅中，加适量清水炖煮15分钟，用纱布过滤，倒入杯中代茶饮用。

用法：每日1～2次，连服5～7日。
适用人群：感冒引起的咽部红肿疼痛者。

小偏方大功效

芦荟味苦、性寒，可泻下通便、清肝泻火。感冒后咽部肿痛多为火热上攻所致，芦荟能泻火通便、抗菌消炎。

类似小偏方

取西瓜皮200克，洗净切成小块，与少许冰糖一起放入砂锅中，加适量清水炖煮，取汤代茶饮用，同样是缓解咽部不适的良方。

温馨提示

1. 脾胃虚寒者及阳虚、气虚体质者忌用。
2. 经期女性、怀孕的准妈妈忌饮。
3. 如果喝了芦荟汤后腹泻、呕吐，请立即停止食用。

偏方 2 / 金银花茶
缓解慢性咽炎很靠谱

材料
金银花 2～3 克。

做法
将金银花放入杯中，用沸水冲泡，加盖闷 5 分钟即可。

用法： 每日 1～2 杯。
适用人群： 慢性咽炎患者。

> **温馨提示**
> 1. 金银花性寒，脾胃虚寒者及阳虚体质者忌用。
> 2. 女性经期忌食生冷，因此不宜喝金银花茶。
> 3. 金银花茶不要天天喝，旧茶也不宜隔夜再饮。

小偏方大功效
金银花自古就被誉为清热解毒的良药，具有清热解毒、疏散风热的功效，常用于治疗各种热性病，如身热、发疹、痈肿疔疮、咽喉肿痛等。

出处：《本草纲目》

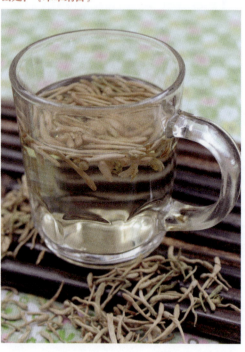

出处：《中西医结合资料汇编》

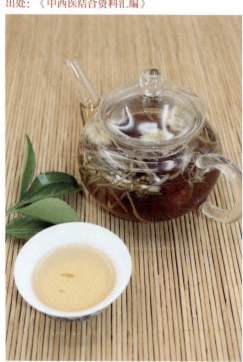

偏方 3 / 双花大海饮
缓解咽痛音哑

材料
菊花、金银花各 5 克，生甘草、胖大海各 6 克。

做法
将菊花、金银花、生甘草、胖大海放入茶壶中，用沸水冲泡，加盖闷 10 分钟即可。

用法： 每日 1 壶。
适用人群： 急性咽炎导致的咽痛音哑、干咳无痰患者。

> **温馨提示**
> 1. 菊花、金银花性寒，脾胃虚寒者及阳虚体质者忌用。
> 2. 湿盛胀满、水肿者不宜服用生甘草。

小偏方大功效
菊花能散风清热、平肝明目，金银花可清热解毒、疏散风热，胖大海可清热润肺、利咽开音，生甘草可清热润肺、调和诸药。这款茶饮对治疗急性咽炎所致的咽痛音哑十分有效。

呃逆

呃逆是横膈痉挛收缩引起的声带发声现象，俗称打嗝。我们在吃饱了饭或喝完可乐后，会不由自主地打个"嗝……"，声音长而缓慢，这是正常的生理现象。呃逆是气从胃中上逆，在喉间频频作声，"嗝、嗝、嗝"，声音急而短促，这多与饮食过快、过饱，或摄入很热或很冷的食物饮料，以及与外界温度变化有关。偶尔打几下嗝，自然不必在意；但如果总是嗝个不停，确实让人不爽，也十分尴尬。那么，有哪些小偏方能帮助止嗝呢？

出处：《单方偏方精选》

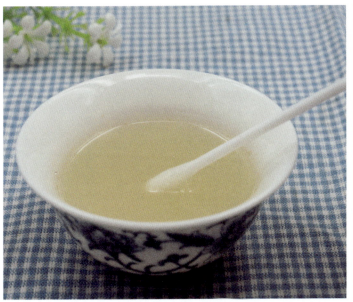

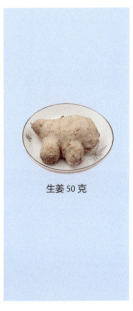

生姜 50 克

偏方 1 / 生姜汁
让呃逆立即停止

材料
生姜 50 克。

做法
将生姜洗净、切丝，捣烂后挤出姜汁，用消毒棉签蘸满，备用。

用法：呃逆者张开口腔充分暴露咽后壁，用准备好的棉签轻按咽后壁 30～60 秒（深呼吸以减轻恶心反应），再继续蘸取姜汁，重复上述动作，至呃逆缓解为止。
适用人群：呃逆者。

小偏方大功效

常言道："家备小姜，小病不慌。"生姜味辛、性温，有散寒解表、降逆止呕等功效，对于止住呃逆常有奇效。

类似小偏方

生姜去皮、洗净，放到口中慢慢咀嚼，10 分钟后吞服汁渣；或切片含服，一般可缓解呃逆。

> 温馨提示
> 1. 肺炎、痔疮患者及阴虚体质者不宜食用生姜。
> 2. 腐烂的生姜中含有黄樟素，有致癌风险，千万不要食用。

偏方 2 / 柿蒂汤
止呃逆的常用偏方

材料

柿蒂 20 枚。

做法

柿蒂洗净，放入砂锅中，加入适量清水，大火煮沸后改小火煎至 100 毫升，倒入杯中即可。

用法：分两次服用，每次 50 毫升。
适用人群：呃逆者。

小偏方大功效

柿蒂味苦涩、性平，是降逆止呃的常用药材。

类似小偏方

《济生方》指出，可将等量的柿蒂、丁香煎水服用，同样可治呃逆不止。

出处：《本草拾遗》

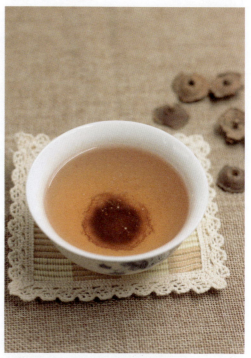

出处：民间验方

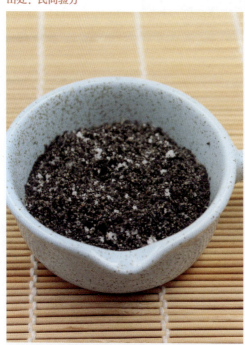

偏方 3 / 黑芝麻散
顽固性呃逆可尝试

材料

黑芝麻 120 克，白糖 30 克。

做法

黑芝麻放入锅中炒熟，研成细末，加入白糖调匀，备用。

用法：温水送服，每日早晚空腹服 15～30 克，连服 5 日。
适用人群：呃逆不止者。

> **温馨提示**
>
> 一般人群均可食用，腹泻患者及阳痿、遗精者忌食黑芝麻。

小偏方大功效

这是被许多人推荐的止呃良方。有老中医解释："香能治呃。"黑芝麻炒熟研碎后，香气浓烈，对止住呃逆常有奇效。

呕吐

呕吐是指胃失和降，气逆于上，迫使胃中之物从口中吐出的一种表现。引起呕吐的原因很多，如外邪犯胃、饮食不节、情志失调、病后体虚等。简单来说，治疗呕吐以和胃降逆为主要原则。

胃热呕吐较为常见，它是指因饮食厚味、恼怒忧思等酿热化火所致的呕吐，常伴有口苦、口臭、口渴、烦躁不安、大便秘结、小便赤黄等症状，需要清胃泻火。必须提醒各位，对于频繁、剧烈的呕吐要引起重视，及时去医院诊治。

出处：《绛囊撮要》

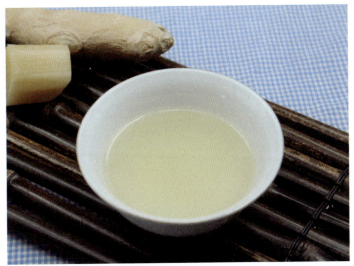

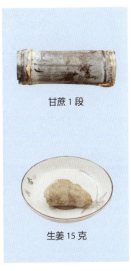

甘蔗1段

生姜15克

偏方1 / 甘蔗姜汁
缓解反胃呕吐

材料

甘蔗1段，生姜15克。

做法

甘蔗去皮洗净，切成小块；生姜洗净，切成小块。将二者放入榨汁机中，榨汁滤渣，倒入碗中，再隔水蒸30分钟。

用法：趁热服用，每日3次。
适用人群：反胃呕吐者。

小偏方大功效

姜汁可解表散寒、温中止呕，甘蔗汁能缓解心烦口渴、反胃呕吐。甘蔗姜汁是清热和胃、降逆止呕的传统良方。

类似小偏方

生姜汁1匙、芦荟汁2匙，隔水蒸30分钟，趁热服用，也可缓解呕吐。

温馨提示

1. 可以取甘蔗汁半杯，生姜汁1小匙，混合后蒸服。
2. 生姜不要去皮，这样能保持生姜药性的平衡。
3. 肺炎、胃溃疡、胆囊炎、痔疮患者及阴虚体质者不宜久服。

出处：民间验方

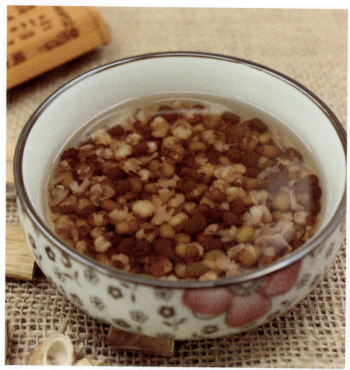
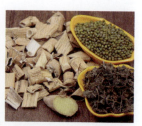
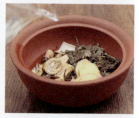
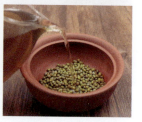

偏方 2 / 芦根绿豆汤
适用于胃热呕吐

材料
芦根、绿豆各 100 克，紫苏叶 15 克，生姜 10 克。

做法
芦根、绿豆、紫苏叶分别洗净，生姜洗净、切成片。将芦根、生姜、紫苏叶放入砂锅中，加适量清水煮 15 分钟，滤渣留汁，再放入绿豆煮 30 分钟即可。

用法：空腹服用，每日 1 次。
适用人群：胃热呕吐者。

小偏方大功效
芦根味甘、性寒，能清热生津、除烦止呕、利尿；绿豆味甘、性寒，可清热解毒；紫苏叶味辛、性温，可行气和胃。这款芦根绿豆汤，是缓解胃热呕吐的良方。

类似小偏方
用煮芦根、生姜、紫苏叶的汤汁与绿豆、粳米一起煮粥，也有清胃热、止呕吐的功效。

温馨提示
1. 芦根、绿豆性寒，脾胃虚寒者及阳虚体质者忌用。
2. 煮绿豆时不要用铁锅，否则会变色，且对身体有害。
3. 选购芦根时，以芦根表面呈黄白色、断面中空、边缘有一行小孔、无根须者为佳。

偏方 3 / 豆腐白汤
和脾胃，止呕吐

材料
豆腐 200 克，盐适量。

做法
豆腐洗净，切成小块。锅中加适量清水，煮沸后下豆腐，煮 5 分钟，加盐调味即可。

用法：趁热食用，每日 2 次。
适用人群：饭后腹胀不适或水土不服引起的呕吐者。

> **温馨提示**
> 豆腐含嘌呤较多，痛风患者、血尿酸浓度过高者忌食。

小偏方大功效
豆腐味甘、淡，性凉，有宽中益气、和脾胃、消胀满等功效，对腹胀不舒、口苦发黏、泛酸嗳气及水土不服引起的恶心呕吐有改善作用。

出处：民间验方

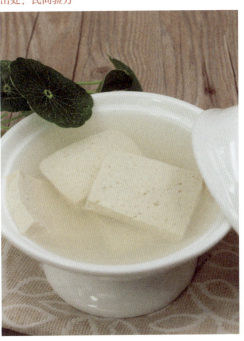

出处：民间验方

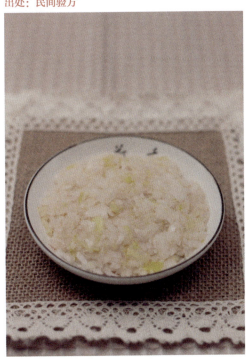

偏方 4 / 葱白饼热敷肚脐
缓解久呕有奇效

材料
新鲜葱白 1 根，盐适量。

做法
葱白洗净，放入容器中捣烂成泥，加适量盐拌匀，隔水蒸熟，捏成饼，备用。

用法：将制作好的葱白饼敷于肚脐上，用纱布缠绕固定，凉后取下。每日 2 次。
适用人群：久呕不止者。

> **温馨提示**
> 葱白对汗腺刺激作用较强，有腋臭者慎用。

小偏方大功效
肚脐即神阙穴，是人体重要的保健要穴。葱白饼敷肚脐，具有良好的温中散寒、降逆止呕的作用。

消化不良

消化不良属中医"痞满""纳呆""泛酸"等范畴,多与情志不遂、饮食伤胃、劳倦伤脾、寒温失调等因素有关,常表现为腹胀、腹痛、嗳气、食欲不振、恶心呕吐等。如果消化不良不是由器官病变引起的,我们首先要调整饮食及生活习惯,如不吸烟、不酗酒、不暴饮暴食、不吃刺激性食物;另外,感觉不适时可以选用一些健脾养胃、消食化积的偏方来调理。

出处:民间验方

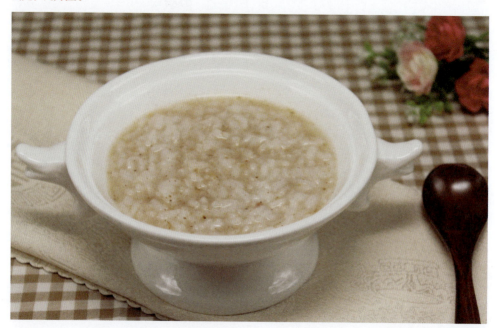

偏方1 / 砂仁内金陈皮粥
健胃消食药膳

材料
砂仁2克,鸡内金10克,陈皮6克,粳米50克,白糖适量。

做法
将砂仁、鸡内金、陈皮一起研成细末;粳米洗净,与适量清水一起煮粥,粥熟后加入提前准备好的细末拌匀,再次煮沸,加少许白糖调味即可。

用法: 空腹食用,每日2~3次。
适用人群: 消化不良而腹胀者。

温馨提示
1. 砂仁不宜过量食用,否则易导致口干舌燥、大便秘结。
2. 这款粥属于药膳,无积食者不建议食用。

小偏方大功效

砂仁味辛、性温,可化湿开胃、温脾止泻;鸡内金味甘、性平,可健胃消食;陈皮味苦辛、性温,可理气健脾、燥湿化痰。三者搭配煮粥,有显著的消积食作用。

类似小偏方

准备陈年普洱茶10克,粳米100克。将普洱茶泡水,取茶汁;茶汁与洗净的粳米一起煮粥,趁热食用,可消食除胀。

偏方 2 / 萝卜酸梅汤
清热消食

材料
白萝卜 200 克，酸梅 10 克，盐适量。

做法
白萝卜洗净，切成薄片；酸梅洗净。二者一起放入砂锅里，加适量清水炖煮 30 分钟，加少许盐调味，去渣留汁即可。

用法：温热饮用，每日 1 次。
适用人群：饮食积滞者或进食过饱引起的消化不良者。

> **温馨提示**
> 白萝卜有行气、破气的作用，气虚体质者及体弱者不宜食用。

小偏方大功效
　　白萝卜味辛甘、性凉，有清热生津、消食化滞的功效。白萝卜与具有促进消化、生津止渴作用的酸梅搭配，对消化不良有不错的改善作用。

出处：民间验方

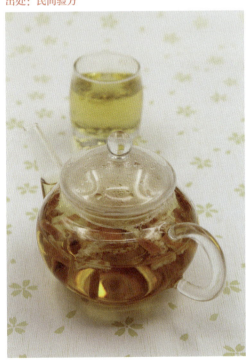

出处：民间验方

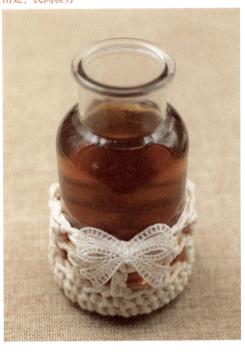

偏方 3 / 陈皮饮
改善脘腹胀满、食少吐泻

材料
陈皮 15 克。

做法
陈皮洗净，掰成小块放入杯中，用沸水冲泡，加盖闷 5～10 分钟，直接饮用。

用法：每日 2～3 次。
适用人群：脾胃虚弱所致的食欲不佳、消化不良者。

> **温馨提示**
> 1. 橘皮不等于陈皮，二者不可混用。
> 2. 痰湿体质者适宜，气虚体质者及阴虚燥咳者忌用。
> 3. 选购陈皮，以片大、油润、质软、香气浓、味甜苦者为佳。

小偏方大功效
　　陈皮带有一股橘子的清香，有理气健脾、燥湿化痰的功效，常用于改善脘腹胀满、食少吐泻、咳嗽痰多等。

出处：民间验方

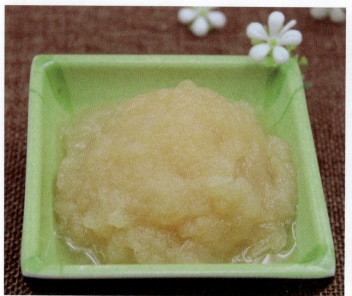
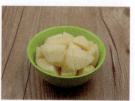
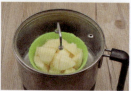
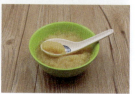

偏方 4 / 苹果酱
促消化，增食欲

材料
苹果 1 个，白糖适量。

做法
苹果去皮、去核，洗净切成小块；放入碗中隔水蒸 20 分钟，用汤匙捣成泥状；根据个人口味调入白糖，搅拌均匀即可。

用法： 每日 2 次。
适用人群： 烦热口渴、消化不良、少食腹泻者。

温馨提示
1. 可以一次做一天的量，将做好的果酱趁热装入玻璃容器中，盖紧盖子。
2. 宜选择果皮光洁、肉质细密、酸甜适中、气味芳香、无虫蛀及腐烂的苹果。

小偏方大功效
苹果味甘、性凉，有生津止渴、清热除烦、健脾开胃、润肠止泻等功效。苹果酱细软、酸甜可口，对消化不良、少食腹泻有良好的改善作用。

现代研究发现
正所谓"一天一苹果，医生远离我"，苹果不仅富含膳食纤维、多种维生素及矿物质，其含有的鞣酸和多种果酸，能增强胃的收敛功能，促进食物的消化吸收。

类似小偏方
取山楂 5～6 个，洗净、去核；放入砂锅中加适量清水，煮至果肉软烂，加少许白糖一起捣烂、拌匀即可。

腹泻

腹泻就是我们常说的拉肚子，排便次数明显超过日常频率，粪便稀薄、水分增加，或含未消化的食物或脓血、黏液，且常伴有排便紧迫感、肛门不适等症状。腹泻不只是因为吃了不洁的食物而引起的，生活不规律、精神压力大、天气变化、肠胃疾病等均可诱发腹泻。千万不要以为腹泻是小事，腹泻持续时间过久，易诱发身体功能紊乱、营养不良、贫血、身体的抵抗力降低，严重影响生活和工作。对于腹泻，在弄清具体诱因的前提下，要及时补水、清淡饮食、适度运动、放松心情。此外，还可以试试以下小偏方。

出处：民间验方

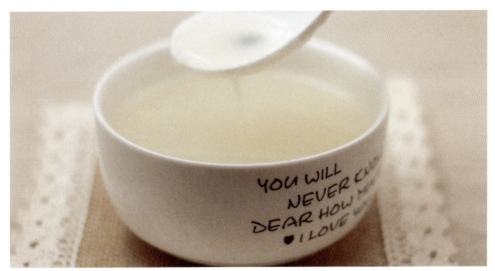

偏方 1 / 米汤加盐
缓解急性腹泻

材料

粳米 100 克，盐适量。

做法

粳米淘洗干净，放入锅中，加适量清水熬煮 30 分钟，滤去米留米汤，加少许盐，继续煮 2 分钟即可。

用法：食用次数与腹泻次数相当，腹泻好转后再饮用 2～3 日。
适用人群：急性腹泻患者。

温馨提示

1. 熬米汤时，粳米和水的最佳比例是 1∶10。
2. 先将米浸泡 1 小时（浸泡米的水要一起煮），煮出来的米汤更浓郁。

小偏方大功效

米汤味甘、性平，具有补中益气、收敛止泻、健脾和胃等功效。腹泻会造成身体中的水分和电解质大量流失，饮用加了盐的米汤，不仅能补充水分及营养，又不会增加肠胃负担，还有不错的止泻作用。

现代研究发现

急性腹泻时若立即吃止泻药（除非有医生指导），会妨碍肠道内的有毒物质和细菌毒素排出体外，反而会加重病情。所以，此时需要的不是药物，而是一碗暖暖的加盐米汤或加盐糯米汤。

偏方 2 / 醋煎鸡蛋
改善腹泻常用方

出处：《秘验偏方大成》

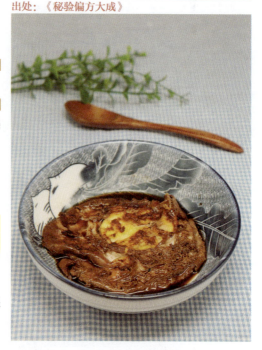

材料
食醋 100 毫升，鸡蛋 2 枚。

做法
将醋倒入锅中加热，把鸡蛋打入锅中煎熟即可。

用法：醋和鸡蛋一起服用，每日 1 次。
适用人群：腹泻者。

温馨提示
1. 醋直接倒进锅里，锅中不要放油。
2. 胃溃疡、胃酸过多、对醋过敏者忌用。

小偏方大功效

醋有收敛、抑菌的作用。这款醋煎鸡蛋是民间常用方，对止泻有神奇的功效。

出处：民间验方

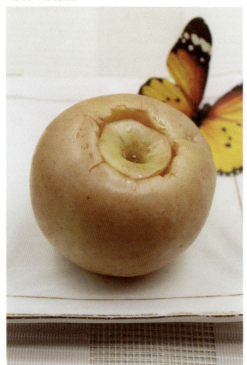

偏方 3 / 烤苹果
收敛止泻效果惊人

材料
苹果 2 个，红糖适量。

做法
苹果洗净，用刀在果蒂周围切一圈，拿下顶部后挖出果核，把切下来的顶部重新盖好。放在盘子上，置于微波炉中以"中高火"模式加热 5 分钟即可。

用法：烤苹果蘸红糖食用，每次 1 个，每日 2 次。
适用人群：胃肠紊乱导致的慢性腹泻者。

温馨提示
1. 挖苹果核时，不要将苹果底部挖穿。
2. 烤苹果一定要趁热吃。

小偏方大功效

苹果中富含果胶，直接食用可缓解便秘；烤或煮后食用，具有良好的止泻作用。

痢疾

痢疾是由痢疾杆菌引起的一种肠道传染病，多发生于夏秋两季。饮食不洁是诱发痢疾的重要原因，痢疾杆菌可通过多种方式（如被痢疾杆菌污染的手、苍蝇、蟑螂等）污染食物、水源和周围环境，从而传播痢疾。人一旦患了痢疾，往往表现为腹痛、腹泻、白脓便、脓血便，时常还会伴有发热、食欲不佳、恶心呕吐、形体消瘦等。因此，在日常生活中我们要养成良好的卫生习惯，杜绝病从口入，积极预防痢疾。感染痢疾者，在积极配合医生治疗的同时，也可以试试以下小偏方。

出处：民间验方

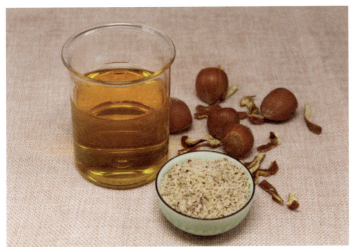

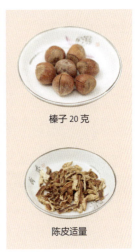

榛子 20 克

陈皮适量

偏方 1 / 榛仁陈皮
改善痢疾引起的食少吐泻

材料

榛子 20 克，陈皮适量。

做法

榛子去壳、取仁，研成细末；陈皮洗净，放入锅中加适量清水，大火煮沸后改小火煎煮 10 分钟，捞去陈皮留汁。

用法：用陈皮水送服榛仁末，每次 5 克，每日 3 次。
适用人群：因痢疾引起腹泻、恶心呕吐、食欲不佳的患者。

温馨提示
1. 榛子含有丰富的油脂，因此一次不宜食用太多。
2. 气虚体质者及阴虚燥咳者忌饮陈皮水。

小偏方大功效

榛子味甘、性平，可益气力、宽肠胃，常用于改善病后体虚、食少乏力、便溏腹泻；陈皮味苦辛、性温，对脘腹胀满、食少吐泻有效。二者合用，可较好地改善因痢疾引起的腹泻、食欲不佳。

类似小偏方

取新鲜苦瓜 100 克，洗净、去子（留皮），然后用榨汁机榨汁饮用，对痢疾、疮肿、发热有益。

偏方 2 / 葡萄红糖饮
可治痢疾导致的脓血便

出处：民间验方

材料
新鲜葡萄 250 克，红糖适量。

做法
葡萄洗净，摘成一个个葡萄珠，沥干备用；放入榨汁机中榨汁，滤渣后倒出，加少许红糖调匀即可。

用法： 1 次服下，每日 2～3 次。
适用人群： 因痢疾引起脓血便的患者。

温馨提示
1. 葡萄含糖量较高，糖尿病患者忌多食。
2. 脾胃虚弱者宜少食，否则易诱发肠胃不适、腹泻。

小偏方大功效
葡萄味甘、微酸，性平，可生津除烦、益气补血。葡萄搭配有温补功效的红糖一起食用，十分适合因痢疾导致便血的患者饮用。

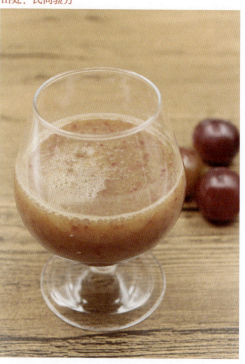

出处：《中国药典》

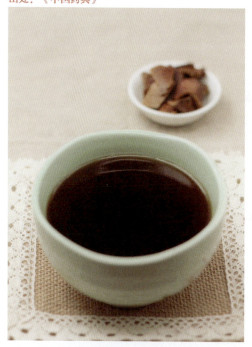

偏方 3 / 石榴皮汤
涩肠止痢

材料
石榴皮 60 克。

做法
石榴皮洗净，放入砂锅中，加 300 毫升清水，煎至 100 毫升，滤渣取汁即可。

用法： 每次 10 毫升，每日 2～3 次，连服 7 日。
适用人群： 因痢疾引起白脓便的患者。

温馨提示
1. 石榴皮有收敛作用，便秘患者忌用。
2. 用石榴皮煮粥，也是痢疾患者的好选择。

小偏方大功效
石榴皮味酸涩、性温，有涩肠止泻、止血、驱虫的功效，无论是煎汤，还是研末用红糖冲服，都有收敛止泻的作用。

贫血

虽然现在人们的生活水平提高了，饮食越来越多样化，但由于生活、饮食习惯和生理特点等因素，贫血的患病率依旧较高，且好发于青少年、怀孕及哺乳期女性、老年人、素食者、减肥者、慢性疾病患者等。贫血的症状与其严重程度相关：轻度贫血，可无或有容易疲倦、头晕症状；中度贫血，活动或劳动后出现面色苍白、头晕眼花、心慌气促；重度贫血，即使是休息或卧床时，也会有明显的上述症状。贫血患者要注意日常调养，如起居有时、娱乐有度、劳逸结合、饮食多样、适度运动、精神愉悦等。

出处：民间验方

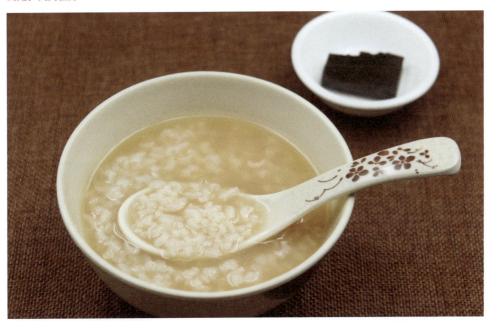

偏方 1 / 阿胶粥
养血补虚的好选择

材料

阿胶 10 克，粳米 100 克，红糖适量。

做法

阿胶洗净，捣碎备用。粳米洗净，与适量清水一起煮粥，粥熟后放入捣碎的阿胶，再煮 10～15 分钟，加少许红糖调味即可。

用法：每日 2 次，3～5 日为 1 个疗程。
适用人群：贫血患者。

温馨提示

1. 阿胶滋腻，胃部胀满、消化不良的脾胃虚弱者慎用。
2. 血瘀体质者忌吃阿胶，否则易雪上加霜。
3. 痰湿体质者不宜大补，尽量不要吃阿胶。

小偏方大功效

阿胶味甘、性平，具有补血止血、滋阴润燥等功效，适用于改善血虚萎黄、眩晕心悸、心烦不眠。

现代研究发现

阿胶富含铁元素和多种矿物质，具有提高红细胞和血红蛋白量、促进造血功能的作用，长期食用可补血养血、延缓衰老、抗疲劳、提升免疫力。

类似小偏方

阿胶 10 克，与鸡蛋搭配煲汤，养血补虚的功效显著，十分适合贫血患者。

偏方 2 / 黑木耳红枣汤
滋补佳品

材料

干黑木耳 15 克，红枣 10 枚，冰糖适量。

做法

干黑木耳泡发，去蒂洗净，撕成小朵；红枣洗净，去核。二者一起放入砂锅中，加适量清水炖煮 30 分钟，加冰糖继续煮 5 分钟即可。

用法：每日早晚各 1 次，饭后服用。
适用人群：面部有黑斑、贫血者。

温馨提示
1. 消化不良者及患有出血性疾病者忌食黑木耳。
2. 痰湿体质者不宜多吃红枣。

小偏方大功效

黑木耳味甘、性平，可补气养血、润肺止血；红枣味甘、性温，可补中益气、养血安神。两者搭配煲汤，有不错的补气养血作用。

出处：《本草纲目》

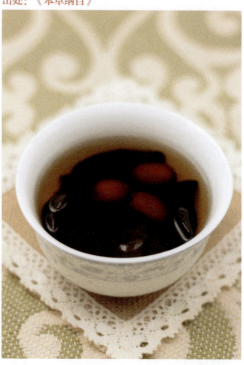

出处：民间验方

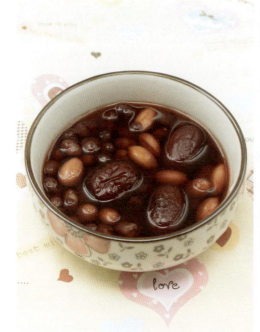

偏方 3 / 四红汤
补血养肝的佳品

材料

红枣 10 枚，红豆 20 克，花生 15 克，红糖适量。

做法

红枣洗净，去核；红豆洗净，用清水浸泡半小时；花生洗净。锅中加适量清水，放入红枣、红豆、花生，大火煮沸后改小火炖煮 30 分钟，加少许红糖调味即可。

用法：每日早晚各 1 次。
适用人群：面色萎黄、贫血者。

温馨提示
1. 花生不要去衣，补血功效更佳。
2. 一般人均可食用，但女性月经期间忌食。

小偏方大功效

四红汤是补血养肝的食疗佳品，尤其适合贫血患者食用。不放红糖做成三红汤，同样具有补血功效。

出处：民间验方

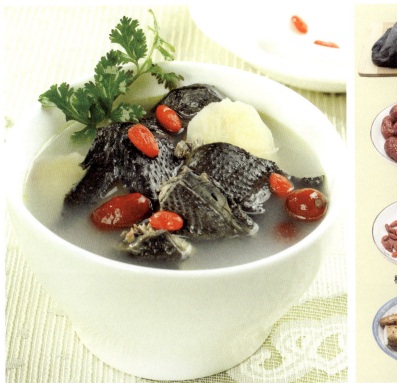

乌鸡 1 只
红枣 12 枚
枸杞子 10 克
山药 100 克

偏方 4 / 双红乌鸡汤
滋阴养血，益肝补肾

材料
乌鸡 1 只，红枣 12 枚，枸杞子 10 克，山药 100 克，料酒、盐各适量。

做法
将乌鸡处理干净，剁切成块，入沸水中氽一下；红枣、枸杞子分别洗净；山药去皮、洗净，切成块。砂锅中加适量清水，放入乌鸡、红枣、枸杞子、料酒大火煮沸，改小火炖 40 分钟；放入山药块，继续炖至所有食材熟，加盐调味即可。

用法： 作为菜肴食用。
适用人群： 身体虚弱、贫血者。

温馨提示
1. 把乌鸡肉放入沸水中氽一下，不仅能去腥，汤也会清澈很多。
2. 乌鸡汤中含嘌呤较多，痛风患者不宜饮用。
3. 湿热体质者宜少吃乌鸡肉，否则易加重症状。

小偏方大功效
乌鸡肉是公认的"名贵食疗珍禽"，味甘、性平，有滋阴养血、益肝肾、补虚劳的功效。这款汤是滋阴养血的常用食疗方。

现代研究发现
乌鸡肉中蛋白质含量较高，且富含磷、铁、钾、镁、锌等矿物质，可改善月经不调、缺铁性贫血。

类似小偏方
黑木耳与乌鸡肉搭配煲汤，不仅营养丰富，而且具有良好的补血强身的作用。

头痛

头痛可以是单纯的一种病症,也可能是某些疾病的常见症状。我国很早就有关于头痛的记载,《黄帝内经》称其为脑风、首风,认为是外在风邪寒气犯于头脑所致。在生活中最常见的是紧张性头痛,这种头痛往往是整个头部及颈部感到疼痛,多与精神紧张、压力过大、长时间用脑过度、情绪抑郁等有关。事实上,无论是什么原因引起的头痛,我们都要注意身体及情志的调节。必须提醒的是,如果长时间或经常头痛,就要及时就医,以查明病因、对症治疗。

出处:民间验方

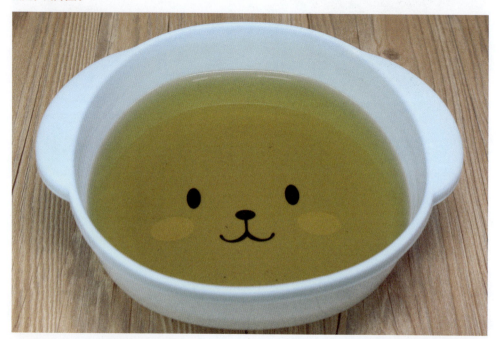

偏方 1 / 白菊花汤
缓解神经性头痛

材料

白菊花 100 克。

做法

将白菊花洗净,放入锅中,加 2000 毫升清水大火煮沸,改小火继续煮 5 分钟,去渣留汁,倒入脸盆中备用。

用法: 趁热熏蒸头部。
适用人群: 神经性头痛患者。

温馨提示

1. 汤汁温度降至体温即停止,防止受凉。
2. 盆上宜蒙盖毛巾,以防盆内热气外泄、加快散热。

小偏方大功效

菊,味苦、性微寒,有疏散风热、健脾和胃、清热解毒、平肝明目的功效。白菊花用于治疗神经性头痛,疗效颇佳。

类似小偏方

将芹菜根 60 克洗净放入砂锅中,加适量清水煮 30 分钟,早晚各服 1 次。

偏方 2 / 枸杞子蒸蛋
改善头晕头痛

材料

鸡蛋 2 枚，枸杞子 10 克，盐适量。

做法

将鸡蛋打入碗中，制成蛋液；枸杞子洗净，用适量热水浸泡 10 分钟。蛋液中加少许清水、泡好的枸杞子、盐搅拌均匀，放入锅中隔水蒸熟即可。

用法：一次吃尽，每日 2 次。
适用人群：因用脑过度导致的头晕头痛、视物不明者。

温馨提示

1. 蛋液一定要搅拌至起气泡，这样蒸出的鸡蛋口感才细腻。
2. 枸杞子有温热身体的效果，痰湿体质者和湿热体质者不宜多食。

小偏方大功效

枸杞子味甘、性平，可滋补肝肾、益精明目，常用于治疗腰膝酸痛、眩晕耳鸣、血虚萎黄、目昏不明。枸杞子与公认的补脑食物鸡蛋搭配，对因用脑过度导致的头晕头痛有奇效。

出处：民间验方

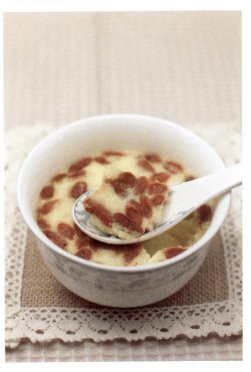

偏方 3 / 龙眼壳煮水
对风寒引发的头痛有效

材料

龙眼壳 20 克。

做法

将龙眼壳洗净，用适量清水浸泡 15 分钟，连水一起倒入锅中，炖煮 20 分钟，去渣留汁。

用法：代茶饮用，每日 2 次。
适用人群：因风寒引起头晕、头痛的患者。

温馨提示

若感觉味道不好，可加少量红糖调味。

小偏方大功效

龙眼壳是一味中药，味甘、性温，具有祛风解毒的功效，因此对于风寒引起的头晕、头痛有改善作用。

出处：民间验方

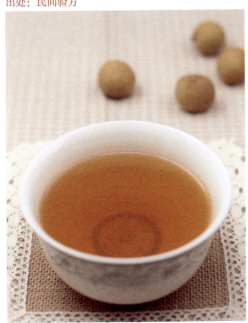

小偏方大健康　小病小痛全跑光

上篇　生活必备小偏方

送给大家几个简单易行的居家应急小偏方，如烫伤，敷蛋清蜜膏；冻伤，抹山楂膏；蜂蜇虫咬，马齿苋煎水冲洗；跌打损伤，擦红花酒；鼻出血，按迎香穴、孔最穴；宿醉，喝些蜂蜜水……

Part2
居家应急小偏方
紧急时刻来帮忙

烫伤

生活中有时会遇到烫伤的情形，比如一不小心碰翻热水杯被开水烫伤、炒菜时被热油烫伤、无意中被蒸锅的蒸汽烫伤等。万一不慎被烫伤，如果伤势轻微，要立即用流动的冷水冲淋伤处，以缓解疼痛、预防渗出。如果烫伤严重，比如出现大面积的水疱、甚至脂肪或肌肉损伤，请立即用流动冷水冲20分钟以上，再用干净的纱布简单覆盖后前往医院诊治。对于烫伤，预防永远是第一位的。如果是轻微烫伤的话，在保持冷静、正确处置的同时，可以选择一些小偏方，自己在家因材施治。

出处：民间验方

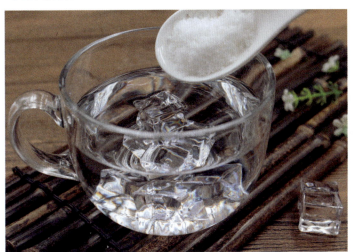

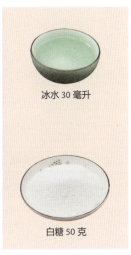

冰水 30 毫升

白糖 50 克

偏方 1 / 冰水糖浆
对轻微烫伤有效

材料

冰水 30 毫升，白糖 50 克。

做法

向冰水中加入白糖，充分搅拌使其溶化，制成糖浆即可。

用法： 用糖浆涂抹患处，干后再涂抹。一般涂抹后，疼痛感便会消失。
适用人群： 轻微烫伤者。

温馨提示

1. 可把白糖研成末拌入冰水，以便更好地混合。
2. 腹部不宜冰敷，以防引起肠痉挛或腹泻。

小偏方大功效

冰水可冷却降温，使皮肤的感觉变得麻木，起到较好的止疼作用；还能使伤口处的血管收缩和组织代谢减慢，抑制炎症。白糖具有杀菌的功效，并为伤口组织生长、修复提供营养，从而加速愈合。

类似小偏方

取1根黄瓜洗净，切成段，放入榨汁机中榨汁，过滤后用黄瓜汁敷患处，有清热止痛的作用。

出处：《备急千金要方》

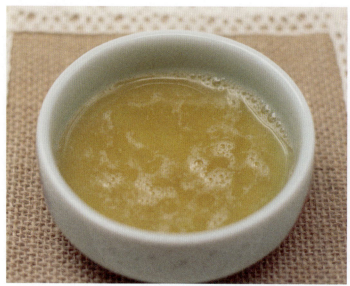
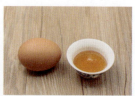
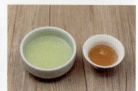
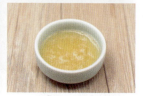

偏方 2 / 蛋清蜜膏
促进创面愈合

材料

鸡蛋 1 枚，蜂蜜（或芝麻油）适量。

做法

将鸡蛋大头的那端轻轻磕破，小心去皮开一个小洞，然后倒转过来，将蛋清倒入碗中，加入蜂蜜（或芝麻油），搅拌均匀，备用。

用法： 涂敷在烫伤处，干后再涂。
适用人群： 轻微烫伤、烧伤者。

温馨提示

1. 可以把芝麻油一起调入，功效也不错。
2. 过敏体质者，请谨慎使用。

小偏方大功效

蛋清味甘、性凉，可清热解毒；蜂蜜味甘、性平，不仅是滋补佳品，外用生肌敛疮，可治水火烫伤。

现代研究发现

涂抹蛋清蜜膏，能形成一个防护膜覆盖在烫伤的皮肤上，有缓解疼痛、促进伤处愈合的作用。

类似小偏方

将胡萝卜或土豆榨成汁（加少许清水），反复涂抹在烫伤处，有清热止痛、促进愈合的功效，但同样只适用于缓解轻微烫伤。

冻伤

冻伤好发于冬季,是因为人在低温环境中未做好防寒保暖工作,引起了皮肤局部乃至全身的损伤。冻伤常发生在鼻子、耳朵、手指或脚趾部位,这些部位处于肢体末梢,血液循环相对缓慢。当温度过低时,血液循环不畅,更容易发生冻伤。冻伤可分为三个等级:一级冻伤较轻微,主要表现为皮肤红肿,冻伤的地方非常痒,有刺痛感;二级冻伤要严重一些,主要是伤到了真皮组织,不仅皮肤红肿,还伴有水疱,疼痛感明显;三级冻伤较严重,整个皮肤出现溃烂、坏死,颜色呈黑色或紫褐色,疼痛感丧失。即使是轻微冻伤,那种奇痒的感觉也令人抓狂,以下便推荐一些可缓解轻微冻伤的小偏方。

出处:民间验方

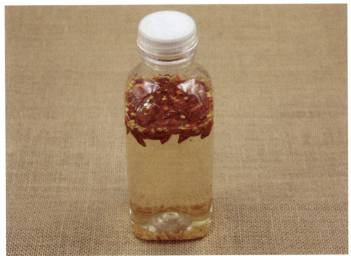

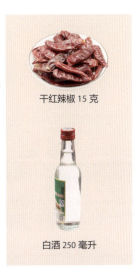

干红辣椒 15 克

白酒 250 毫升

偏方 1 / 辣椒泡酒
适用于冻疮初起

材料

干红辣椒 15 克,白酒 250 毫升。

做法

将干红辣椒剪成丝,连辣椒籽一起放入白酒中,密封 7 日,滤渣取酒,备用。

用法: 用消毒棉签蘸辣椒酒,涂抹于患处,每日 3~5 次。
适用人群: 轻度冻伤者。

小偏方大功效

辣椒味辛、性热,可温中散寒、开胃消食;白酒外用可活血化瘀、消炎镇痛。辣椒有散寒之效,白酒有活血之功,两者结合对冻伤有良好的缓解作用。

类似小偏方

在热水中加适量盐调匀,把患处浸泡在热盐水中 15 分钟,有助于消炎、缓解冻伤。

温馨提示
1. 在冻疮未破裂的前提下,才可使用此方。
2. 辣椒和酒精对皮肤均有刺激性,过敏体质者慎用。
3. 擦过辣椒酒的地方如果疼痛难忍,可贴些生土豆片缓解。

出处：《中国民间疗法》

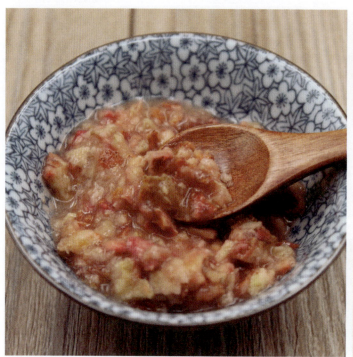
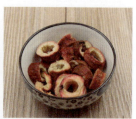
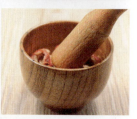
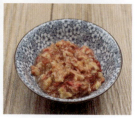

偏方 2 / 山楂膏

抗菌消炎，活血散瘀

材料
鲜山楂 150 克。

做法
山楂洗净、去核，切成小块，放入容器中捣烂成泥，备用。

用法： 将山楂膏敷于患处，用纱布固定，每日 3～5 次。
适用人群： 反复发作性冻疮、冻疮溃烂者。

温馨提示
1. 选购山楂以果形端正、个大、肉厚、核小、皮红、无皱缩者为佳。
2. 为确保效果，建议一次不要制作太多，随做随用。

小偏方大功效
山楂味酸甘、性微温，有消食健胃、行气散瘀、化浊降脂的功效。山楂捣烂成泥外敷，对冻疮有良好疗效。

类似小偏方
取山楂适量洗净、去核，放入锅中翻炒（不要加水或油）；等山楂变软后，关火出锅。把炒好的山楂剥皮，稍凉后用干净纱布敷于冻伤处。每日数次，连用数日，冻伤可缓解。

蜇伤咬伤

　　日常生活中，有时会发生被蜇伤、咬伤的意外。被蜜蜂蜇伤，会导致皮肤局部红肿，并伴有轻重不等的瘙痒、疼痛，有些过敏体质者还会出现头晕、恶心、胸闷等症状。若不慎被家里的猫、狗、仓鼠等宠物咬伤，会导致伤口出血、红肿、疼痛。若是不会造成严重后果的轻微蜇伤、咬伤，在正确处置的前提下，可以试试以下偏方。若是毒蛇、蝎子、猫、狗等造成受伤，则务必要提高警惕，不仅要及时处理伤口（如捆扎近心端，防止毒素蔓延；用流水冲洗伤口等），而且要第一时间就医，将蜇伤、咬伤的危害降到最低。

出处：民间验方

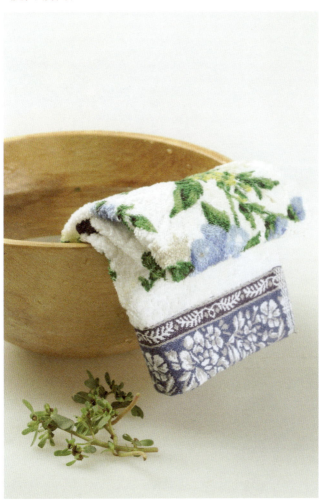

偏方 1 / 马齿苋煎水
对蜂蜇虫咬很有效

材料

马齿苋30克。

做法

将马齿苋洗净，加500毫升清水煎煮，去渣留汁，放至温热，备用。

用法：清洗伤处。
适用人群：蜂蜇虫咬者。

小偏方大功效

　　马齿苋有"长寿草"的美誉，具有不错的清热解毒、凉血止血的作用。《中国药典》指出，马齿苋常被用于治疗痈肿疔疮、蛇虫咬伤、热毒血痢。

现代研究发现

　　马齿苋含有较多的柠檬酸、苹果酸，属于酸性的野生植物，能较好地缓和呈碱性的蜂毒。另外，马齿苋中含有的多种维生素能促进皮肤恢复。

类似小偏方

　　清洁伤处后，取陈醋适量，用醋清洗伤口。醋呈弱酸性，且有解毒抑菌的作用。

温馨提示

1. 若被蜂蜇，要先用镊子小心地将毒刺拔除。
2. 先将伤处清洁后，再用马齿苋水清洗。

偏方 2 / 茄子红糖泥
消肿止痛化瘀

出处：民间验方

材料
新鲜茄子1个，红糖适量。

做法
茄子洗净切成小块，放入榨汁机中榨成泥，加红糖搅拌均匀，备用。

用法： 直接敷于伤处。
适用人群： 野蜂蜇伤、毒虫咬伤者。

小偏方大功效
茄子味甘、性凉，可清热止血、消肿止痛。茄子泥中加入有活血化瘀作用的红糖，对治疗蜂蜇虫咬有效。

温馨提示
1. 茄子皮含有丰富的维生素，因此不要去皮。
2. 茄子含有易诱发过敏的成分，过敏体质者慎用。

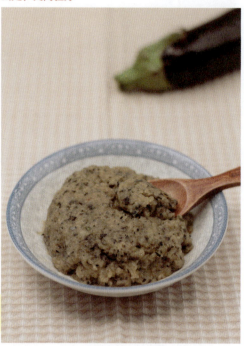

出处：民间验方

偏方 3 / 芦荟汁
蚊虫叮咬快速止痒

材料
新鲜芦荟叶1片。

做法
芦荟叶洗净，去刺、去皮，切成小块放入榨汁机中榨汁，滤渣留汁备用。

用法： 用消毒棉签蘸芦荟汁，均匀地涂抹伤处。
适用人群： 蚊虫叮咬者。

小偏方大功效
芦荟的抗菌性较强，芦荟中的多糖类物质有很好的消炎作用，对创伤有效。

温馨提示
1. 芦荟去皮后要仔细冲洗，以减少其对皮肤的刺激。
2. 过敏体质者请谨慎使用。

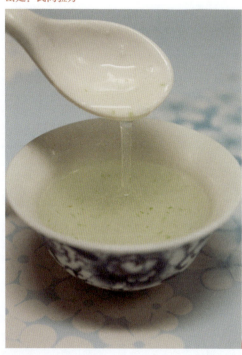

跌打损伤

跌打损伤很常见,有的受伤部位表皮会有破损,更多见的是伤处皮肤无破损,但皮下青紫,又肿又痛。遭遇跌打损伤,有人立即用红花油或其他跌打药酒涂抹及按摩患处,其实这种做法是不对的。因为跌打损伤初期,组织充血、水肿,立即涂抹药酒及按摩,会加重皮下出血和组织水肿。正确的做法是:伤后24小时内,直接用冷毛巾湿敷(每次20分钟,隔半小时1次,重复数次),这样可促进局部血管收缩,减轻组织水肿,起到止血消肿的目的;伤后24小时后,则采取热敷的方式,可涂抹药酒及按摩,以促进肿胀消退。此时采用以下偏方,也是不错的选择。

出处:民间验方

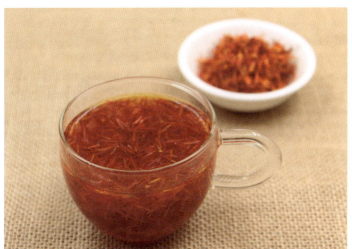

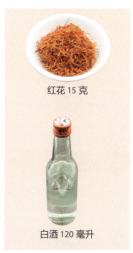

红花15克

白酒120毫升

偏方1 / 红花泡酒
跌打损伤常用方

材料
红花15克,白酒120毫升。

做法
将白酒倒入锅中加热,红花放入热酒中浸透,备用。

用法: 用红花反复擦拭伤处,每日数次。
适用人群: 跌打损伤者。

小偏方大功效

红花味辛、性温,《中国药典》记载其可"活血通经,散瘀止痛"。与有舒筋活血功效的白酒搭配使用,是跌打损伤患者的好选择。

类似小偏方

樟脑9克,白酒60毫升,姜汁适量。将樟脑放入白酒中,待其溶化滴入姜汁,摇匀。涂抹患处,每日3次。

温馨提示
1. 小儿、孕妇忌用。
2. 过敏体质者请谨慎使用。

偏方 2 / 鸡蛋壳末
加速骨折愈合

出处：民间验方

材料
鸡蛋壳适量。

做法
鸡蛋壳洗净晾干，放入锅中用小火焙炒成棕黄色，研成细末装瓶备用。

用法：凉开水冲服，每次 3 克，每日 3 次。
适用人群：骨折愈合迟缓者。

小偏方大功效
鸡蛋壳味淡、性平，入药首见于《日华子诸家本草》，具有制酸止血、补钙的功效。

温馨提示
1. 鸡蛋壳务必洗净，否则易沾染细菌。
2. 炒鸡蛋壳的锅，最好选用铁锅。

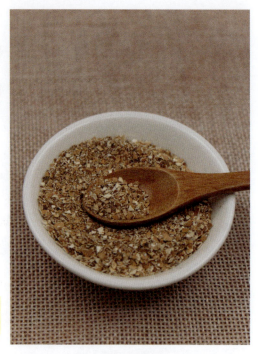

出处：《泉州本草》

偏方 3 / 生螃蟹
补骨养筋

材料
生螃蟹 250 克，黄酒适量。

做法
生螃蟹洗净，切成小块，放入容器中捣烂；锅中加适量清水煮沸，将黄酒倒入容器中隔水温热，备用。

用法：用热黄酒冲服 150 克捣烂的螃蟹，剩下 100 克敷于患处，纱布固定。
适用人群：筋伤骨折者。

小偏方大功效
螃蟹味咸、性寒，具有清热、散血、续绝伤的功效，对痈肿疔毒、筋骨损伤者有益。

温馨提示
螃蟹性寒，脾胃虚寒者忌食。

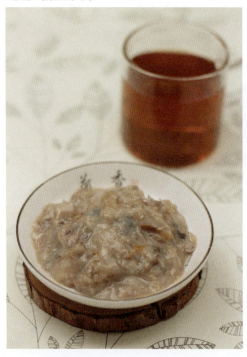

鼻出血

鼻腔黏膜中的微细血管分布很密，且十分敏感、脆弱，容易破裂而导致出血。对于突发的鼻出血，常有人将头后仰，以为这样做有助于止血。其实这会导致血液被吞咽到肚子里，胃肠因受到刺激而产生不适感，甚至诱发呕吐。正确的做法是：取坐姿，头稍微向前倾，用右手拇指和食指捏紧两侧鼻翼，能有效帮助止血；如果同时用冷毛巾敷额头或在脖子上围成一圈，则止血效果更加明显。此外，以下小偏方或有意想不到的惊喜。

出处：民间验方

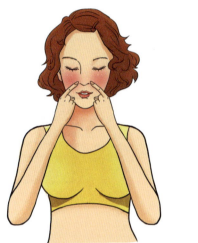
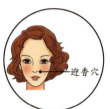
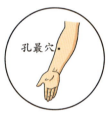

偏方 1 / 迎香 + 孔最
特效穴位止鼻血

穴位位置：迎香穴位于鼻翼两旁与鼻唇沟的凹陷处。伸臂仰掌，取前臂腕横纹和肘横纹，在两横纹桡侧连线的中点向上 1 横拇指处找孔最穴。

按摩方法：若左鼻孔出血，用左手食指按压左侧鼻边的迎香穴；再用右手大拇指按压左臂的孔最穴。若右鼻孔出血则反之。

用法：按摩直到鼻出血停止，再坚持按压 1 分钟。
适用人群：鼻出血者。

小偏方大功效

按摩迎香穴，不仅对鼻炎有效，而且有助于止住鼻出血。

按摩孔最穴，具有清热止血、润肺理气的作用，常用于缓解咳嗽、气喘、咽痛、鼻出血等。

类似小偏方

按揉合谷穴（位于第一、二掌骨之间，也就是俗称的虎口），对发热头痛、目赤肿痛、鼻出血、咽痛等有效。

> **温馨提示**
> 按摩穴位时力度由轻渐重，直至该穴位有明显的酸胀感为宜。

偏方 2 / 西瓜子汤
有助于缓解鼻出血

材料
生西瓜子 100 克。

做法
将生西瓜子洗净放入锅中,加适量清水,大火煮沸后改小火煎煮 10 分钟,去渣留汁。

用法:每次 1 碗,每日 1 次。
适用人群:鼻出血者。

> **温馨提示**
> 煎汤的西瓜子,以颗粒饱满、片形较大的为佳。

小偏方大功效
西瓜子味甘、性平,有利肺、润肠、健胃、止血等功效,煎汤服用有助于缓解鼻出血。

出处:民间验方

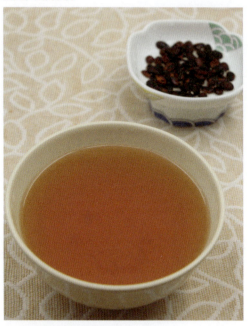

出处:民间验方

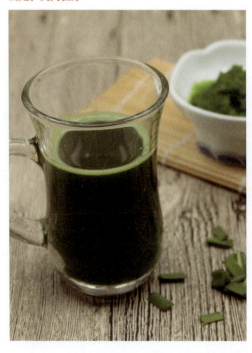

偏方 3 / 韭菜汁
治鼻出血有奇效

材料
新鲜韭菜 150 克。

做法
将韭菜洗净、沥干,切成小段,捣烂成泥,用干净纱布包裹挤汁,装杯备用。

用法:用棉签多次蘸取韭菜汁塞入流血的鼻孔中,再用药棉堵住。
适用人群:鼻出血者。

> **温馨提示**
> 1. 韭菜要沥干,否则会影响效果。
> 2. 也可将韭菜汁滴入流血的鼻孔中,再用药棉堵住。

小偏方大功效
这个偏方自古便被用于衄血者(以鼻出血者居多)。《丹溪心法》建议直接饮用,"经血逆行,或血腥、或吐血、或唾血,用韭汁服之。"

出处:《日用本草》

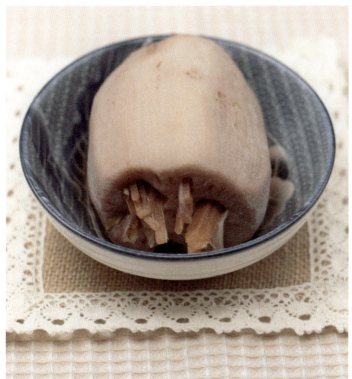
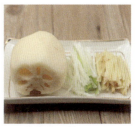
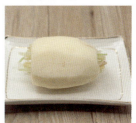
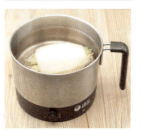

偏方 4 / 煮鲜藕
凉血、止血功效佳

材料
鲜藕1节,葱、姜各适量。

做法
将鲜藕洗净,去皮;葱、姜分别洗净,切成丝。将葱段、姜丝塞入藕孔中,放入锅中,加适量清水煮至藕熟即可。

用法: 每日3次,切片佐餐食用。
适用人群: 鼻出血者。

温馨提示
1. 将葱、姜放入藕孔时,不用全部塞满。
2. 煮藕时忌用铁器,以免藕在烹饪过程中变黑。
3. 藕性寒,脾胃虚弱、大便溏泄者忌生食。

小偏方大功效
藕味甘、性寒,可清热生津、凉血止血、散瘀。《日用本草》记载:"清热除烦……一切血证宜食之。"

现代研究发现
藕中含有鞣质,具有消炎、收缩血管(止血)的功效。藕中还富含膳食纤维、B族维生素、维生素C,以及钾、钙、铁等矿物质,经常食用可增强免疫力。

类似小偏方
取藕节适量,去须、洗净,与少许凉开水一起榨汁饮用,对鼻出血者有益。

中暑

对于中暑,我们并不陌生,它常是由高温、暴晒、过度疲劳等引起的。按照轻重程度不同,中暑可分为3种类型。先兆中暑:体温正常或略有升高,出现头晕、头痛、口渴、多汗、四肢无力等症状;轻症中暑:体温升高,除出现头晕、口渴外,常伴有面色潮红、大量出汗、皮肤灼热,或四肢湿冷、面色苍白、血压下降、脉搏增快;重症中暑:身体状况进一步恶化,甚至出现高热、昏迷、心力衰竭等危重症状。发现中暑者,要先将其转移到通风、阴凉处,再帮其物理降温,并给予温水、淡盐水等饮品。对于症状严重者,要立即送往医院救治。以下偏方,仅为解暑、防暑,以及针对先兆中暑者。

出处:《金匮要略》

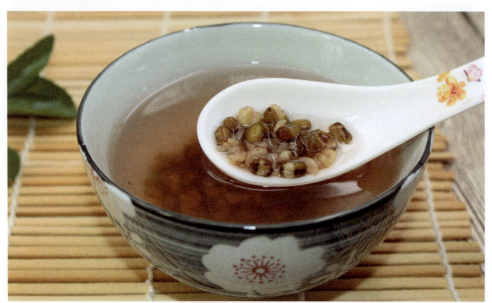

偏方 1 / 绿豆汤
夏季解暑防暑首选

材料

绿豆100克,白糖适量。

做法

绿豆洗净,用清水浸泡1小时。将泡好的绿豆放入锅中,大火煮沸后改小火炖煮,煮至绿豆开花酥烂,加少许白糖调味即可。

用法: 吃豆喝汤。
适用人群: 先兆中暑者。

温馨提示
1. 绿豆性寒,脾胃虚寒、阳虚体质者不宜多食。
2. 煮绿豆汤建议不要用铁锅,否则会变色。

小偏方大功效

绿豆味甘、性寒,具有清热解毒、消暑除烦等功效。绿豆汤是公认的解暑佳品,即使只喝汤也有效果。

现代研究发现

绿豆富含B族维生素,有助于缓解疲劳;富含钾元素,可维持身体电解质平衡、降低血压;富含镁元素,可调节心脏功能。

类似小偏方

取绿豆30克及绿茶10克,一起装入布袋里,放入锅中与适量清水一起熬煮,取汤代茶饮,有较好的防暑去火的作用。

偏方 2 / 冬瓜汁
消暑、清热、除烦

材料
鲜冬瓜 1000 克。

做法
冬瓜洗净，切成小块，放入榨汁机中榨汁，滤渣留汁，倒入杯中即可。

用法： 不限时，代茶饮用。
适用人群： 先兆中暑所致的烦躁不安、口渴尿黄者。

小偏方大功效
冬瓜味甘、性寒，具有清热利水、生津除烦等功效，用于消暑除烦效果好。

类似小偏方
西瓜适量，去皮、去子，切成小块，放入榨汁机中榨汁，滤渣留汁即可。

出处：民间验方

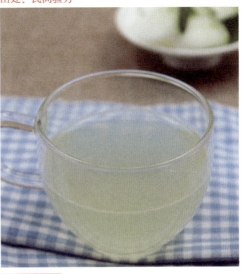

温馨提示
1. 冬瓜榨汁时不要去除冬瓜皮和冬瓜子。
2. 冬瓜性寒，经期女性、脾胃虚寒者及阳虚体质者忌食。

出处：民间验方

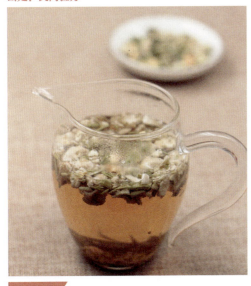

偏方 3 / 苦瓜茶
改善中暑发热、口渴烦躁

材料
苦瓜 1 个，绿茶 10 克。

做法
将苦瓜上端切开，去瓤，装入绿茶，然后把苦瓜挂在通风处阴干。将处理好的苦瓜洗净、擦干，连同茶叶一起切碎，混合备用。

用法： 每次取 10 克，用沸水冲泡，代茶饮用。
适用人群： 先兆中暑者。

小偏方大功效
苦瓜味苦、性寒，具有清暑涤热、明目解毒等功效。苦瓜与清热消暑的绿茶搭配，十分适合夏季防暑饮用。

温馨提示
1. 苦瓜性寒，绿茶也偏寒，脾胃虚弱、阳虚体质者忌用。
2. 建议用有盖的杯子泡，且至少要闷 15 分钟。

宿醉

宿醉的痛苦，相信很多人都知道。工作中应酬客户、聚会中和朋友推杯换盏、节庆时与亲友欢宴……各种各样的场合，常常免不了喝酒；但大量饮酒后，各种不适也接踵而至，胃中翻滚、头痛欲裂，整个人既难受又提不起精神。不用怀疑，可怕的宿醉已经来了。宿醉，是指过量饮酒后造成的第二天早上身体不适和精神不振，常表现为口干、头痛、恶心，还会有疲劳感和精神萎靡。那么，有什么偏方能帮助缓解这些不适呢？

出处：民间验方

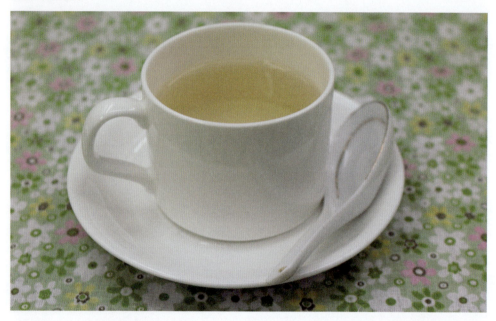

偏方 1 / 蜂蜜水
有利于快速醒酒

材料

蜂蜜 2～3 勺。

做法

将蜂蜜倒入杯中，加入适量温开水，搅拌均匀即可。

用法：代茶饮用。

适用人群：宿醉后头晕、头痛者。

小偏方大功效

蜂蜜中含有果糖、葡萄糖，能有效促进酒精分解，还能减轻饮酒后的头痛感。另外，单从多喝水的角度来说，喝蜂蜜水也对宿醉者有益。

类似小偏方

取牛奶适量，醉酒后直接饮用，有助于保护胃黏膜，减少身体对酒精的吸收。

温馨提示

1. 蜂蜜宜用 40℃以下温水冲泡，否则营养成分会被破坏。
2. 糖尿病患者、脾虚腹胀者不宜喝蜂蜜水。

偏方 2 / 香蕉奶昔
减轻酒后心悸、烦躁

材料

香蕉 2 根，牛奶 200 毫升。

做法

香蕉去皮，切成小段。将香蕉段、牛奶一起放入榨汁机中，榨汁后倒入杯中即可。

用法：现榨现饮，每次 1 杯。
适用人群：酒后心悸、胸闷者。

小偏方大功效

《本草求原》记载，香蕉能"止渴润肺解酒，清脾滑肠"。牛奶能在胃中形成一道黏膜，延缓酒精的吸收。二者搭配榨汁，能有效减轻宿醉后的心悸、胸闷症状。

出处：《本草求原》

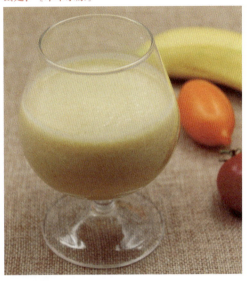

温馨提示
1. 香蕉要选择成熟的，未熟透的香蕉易导致便秘。
2. 香蕉属于寒性食物，体质虚寒者宜少食。

出处：民间验方

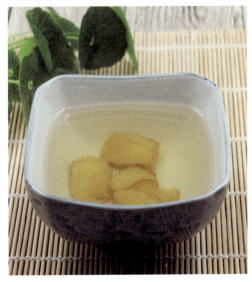

温馨提示
1. 腐烂的姜千万别用，有致癌作用。
2. 阴虚体质者忌食姜，否则会耗气伤阴。

偏方 3 / 生姜汤
缓解酒后恶心、呕吐

材料

生姜 1 块。

做法

生姜洗净切成片，放入锅中，加适量清水，大火煮沸后改小火煮 10 分钟，去渣留汁，倒入杯中即可。

用法：代茶饮用。
适用人群：宿醉后恶心、呕吐者。

小偏方大功效

生姜有解表散寒、温中止呕等功效。煎汤服用，能有效缓解因宿醉引起的恶心、呕吐。

类似小偏方

取生姜 1 块，洗净后切成片，直接含于口中。

出处：民间验方

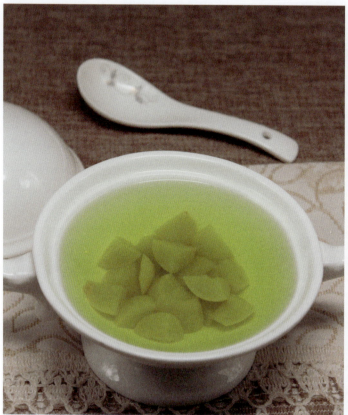
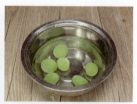
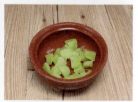
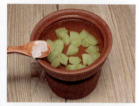
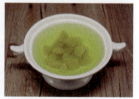

偏方 4 / 冰糖炖橄榄
改善酒后食欲不佳

材料
生橄榄 50 克，冰糖 30 克。

做法
橄榄洗净，用适量盐水浸泡 5 分钟。将橄榄取出冲洗，去核后切成小块，放入砂锅中，加适量清水炖煮 15～20 分钟，加冰糖调味即可。

用法：取汁饮用，每日 1 剂，可分 3 次服用。
适用人群：宿醉后食欲不佳者。

温馨提示
1. 盐水浸泡搓洗可更好地洗去橄榄表面的杂质，也可降低橄榄的苦涩感。
2. 鲜橄榄果实坚硬，分离果肉时要注意不要伤到手。

小偏方大功效
《本草备要》记载，橄榄"肺胃之果，清咽生津，除烦醒酒，解河豚毒。"橄榄与具有健脾和胃、润肺止咳作用的冰糖搭配，对宿醉引起的食欲不佳有良好效果。

类似小偏方
生橄榄 10 个，洗净、去核，切成条，煎汤服食。

小偏方大健康　小病小痛全跑光

上篇　生活必备小偏方

Part3
职场特效小偏方
身心愉悦效率高

现代职场，许多人是名副其实的"工作狂"。踏实努力很必要，但身心健康也不容忽视，而且身心愉悦工作效率才能高。当遭遇胃病、颈椎病、腰痛、疲劳、失眠、紧张焦虑时，不妨试试特效小偏方。

胃病

　　早上很少吃早餐，中午凑合吃一顿，没有固定的休息时间，晚餐过于丰盛，加班熬夜赶时间……这几乎成了现代上班族最普遍的生活方式。上班族忙忙碌碌一天下来，顾不上照顾自己的身体，时间一久，疾病自然找上门来，尤其是胃胀、胃痛、打嗝、嗳气、泛酸等"小毛病"。要想防治胃病，上班族首先要养成良好的饮食习惯，其次要学会调节工作节奏、保证充足的睡眠时间，还要学会缓解工作压力、放松心情。当然，能提前学点有用的小偏方，则更是有备无患。

出处：《中华本草》

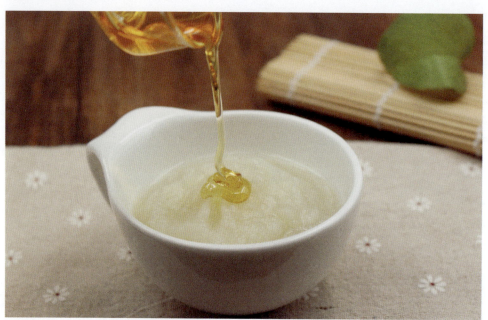

偏方 1 / 土豆加蜂蜜
胃病不再来

材料
土豆 200 克，蜂蜜适量。

做法
土豆去皮、洗净，切成小块，放入锅中加适量清水煮熟，压制成泥备用。

用法： 食用时根据口味调入蜂蜜。**每日早晨空腹服用，每次 1 勺。**
适用人群： 胃病患者。

> **温馨提示**
> 1. 服用期间忌食辣椒、葱、蒜、酒等刺激性食物。
> 2. 禁用发芽土豆，否则易导致腹泻，甚至食物中毒。

小偏方大功效

　　土豆味甘、性平，具有益气健脾、调中和胃、宽肠通便等功效。据《中华本草》记载，土豆可"和胃健中、解毒消肿，主胃痛"。

现代研究发现

　　土豆所含膳食纤维细嫩，对胃黏膜无刺激作用，能促进人体消化吸收。土豆属于高钾、低钠食物，且含有丰富的 B 族维生素、维生素 C、维生素 E。另外，土豆含有对人体有特殊保护作用的黏蛋白，对胃肠健康十分有益。

出处：民间验方

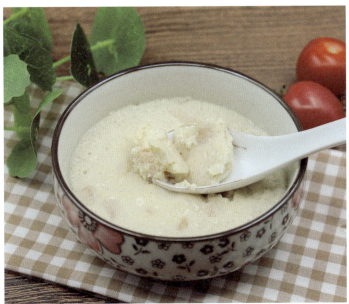
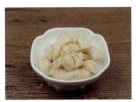
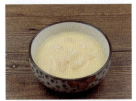
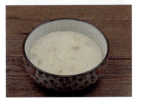

偏方 2 / 猴头菇蒸蛋
妙治老胃病

材料

猴头菇1个，鸡蛋1枚，盐适量。

做法

将猴头菇洗净，用剪刀剪成小丁，放入碗中，加适量清水泡发；将鸡蛋搅匀，制成蛋液。蛋液中加入猴头菇丁和少许泡猴头菇的水，加少许盐调匀，隔水蒸10分钟即可。

用法：每日1次，坚持食用。
适用人群：胃炎、胃溃疡等胃病患者。

温馨提示
1. 猴头菇蒸至软烂如豆腐时，营养才更容易被吸收。
2. 选购猴头菇，以呈金黄色或黄里带白、个头均匀、质嫩肉厚、毛多且细长者为佳。

小偏方大功效

猴头菇味甘、性平，具有助消化、补虚劳、养心神、健脾胃等功效。猴头菇与营养丰富的鸡蛋搭配，是胃病患者的食疗佳品。

现代研究发现

猴头菇中含有多种氨基酸和丰富的多糖体，能促进消化，对胃炎、胃溃疡等胃病有良好的食疗功效。

类似小偏方

煲鸡汤时，放几个猴头菇，煲出来的汤不仅营养丰富，而且味道好。

偏方 3 / 香菜黄豆汤
改善食滞胃痛

材料
香菜 30 克,黄豆 50 克,盐适量。

做法
香菜洗净、沥干,切成段;黄豆洗净,捞出沥干。将黄豆放入锅中,加适量清水,大火煮沸后改小火煮 15 分钟,加入香菜段继续煮 15 分钟,滤渣取汁,加少许盐调味即可。

用法: 每日 1 剂,早晚服用。
适用人群: 食滞胃痛者。

小偏方大功效

香菜味辛、性温,可健脾养胃、发表透疹;黄豆味甘、性平,可宽中导滞、健脾利水。两者搭配煮汤,对食滞胃痛有改善作用。

出处:民间验方

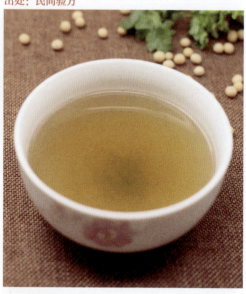

温馨提示
香菜味辛能散,《本草经疏》告诫:"气虚人不宜食。"

出处:民间验方

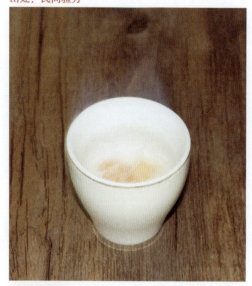

偏方 4 / 白酒烧鸡蛋
温中散寒很不错

材料
白酒 50 毫升,鸡蛋 1 枚。

做法
将白酒倒在茶盅里,打入鸡蛋。点燃白酒,待酒烧干、鸡蛋煮熟即可。

用法: 每日早晨空腹食用。
适用人群: 胃寒所致的胃痛者。

小偏方大功效

胃寒者常因天气寒冷或饮食生冷而引发胃痛,疼痛时伴有胃部寒凉感。这款白酒烧鸡蛋能温中散寒、活血通脉,对胃寒胃痛者有益。

温馨提示
1. 鸡蛋中不要添加任何佐料。
2. 可多烧几次,直到鸡蛋熟透为止。

颈、肩、腰痛

如今，有颈、肩、腰痛的人越来越多，而办公室一族则是高危人群，这与其久坐不动、姿势不当、活动空间狭小等有关。另外，颈、肩、腰痛常在夏季不发作或疼痛减轻，而在深秋、冬季疼痛明显。这常是由于夏季天气炎热，血管扩张、血液循环通畅，正所谓"通则不痛"；而到了深秋、冬季，天气渐渐变凉变冷，原本经络不太通畅的部位容易瘀阻，正所谓"不通则痛"。临床上治疗此类疾病，多采用散寒保暖、活血化瘀、疏通经络的方法。

出处：民间验方

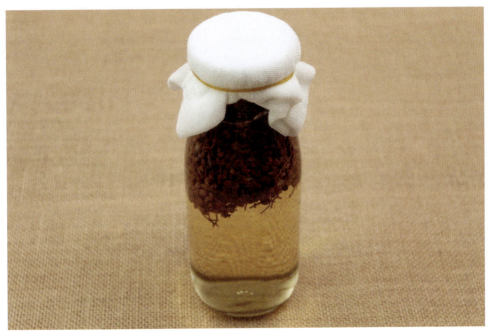

偏方 1 / 花椒食盐酒
活血化瘀效果好

材料

花椒、食盐各 50 克，白酒 500 毫升。

做法

将花椒、食盐放入白酒中浸泡，密封保存，每日摇动 1 次，连续浸泡 7 日即可。

用法：用消毒棉签蘸花椒食盐酒反复涂擦患处，每日 3 次。
适用人群：颈、肩、腰痛者。

> **温馨提示**
> 1. 选取的白酒以 45 度以上为宜。
> 2. 患者要特别注意保暖，否则易使疼痛加重。

小偏方大功效

花椒味辛、性热，具有温通散寒、除湿止痛的功效，还能扩张血管。花椒泡入白酒中，能增强发散寒湿之力，而食盐则制约花椒辛热的药性。

类似小偏方

取花椒 30 克，放入锅中，加 2000 毫升清水煎煮至 1000～1500 毫升，用来熏洗患处。每日 1 次，10 日为 1 疗程。

出处：民间验方

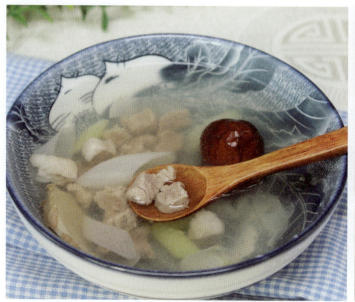
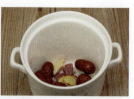
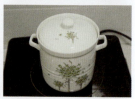
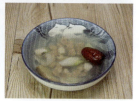

偏方 2 / 葱姜羊肉汤
温通散寒食疗方

材料

生姜15克，大葱30克，羊肉100克，红枣5枚，醋30毫升，盐适量。

做法

生姜、大葱洗净，分别切成姜片、葱段；羊肉洗净，切成小块，汆去血水；红枣洗净，去核。上述食材一起放入砂锅中，加适量清水及醋，大火煮沸后改小火炖煮1小时，加盐调味即可。

用法：每日1碗，吃肉喝汤。
适用人群：颈、肩、腰痛者。

温馨提示

1. 吃完羊肉后不要立即饮茶，否则易引发便秘。
2. 醋不仅令人食欲大开，还能去除羊肉的膻味。

小偏方大功效

羊肉能暖中补虚、补中益气、开胃健身，治虚劳寒冷、五劳七伤。姜、葱都味辛、性温，有解表散寒的作用。三者与滋补的红枣搭配煲汤，是颈、肩、腰痛者的食疗佳品。

现代研究发现

羊肉中富含优质蛋白质，能为人体提供热量，提高人体的抗寒能力，增强免疫力。

类似小偏方

用羊肉和黑豆搭配煲汤，也是暖身驱寒、补益虚劳的好选择。

偏方 3 / 片姜黄汤
擅治肩臂疼痛

出处：民间验方

材料
片姜黄 6～9 克。

做法
将片姜黄研成粗末，放入砂锅中，加适量清水煎煮 2 次，将 2 次的汁液混合即可。

用法：每日 1 次，滤去粗渣直接饮用。
适用人群：颈、肩、腰痛者

小偏方大功效
片姜黄味辛苦、性温，有破血行气、通经止痛的功效。《中国药典》指出，片姜黄常被用于胸胁刺痛、痛经经闭、风湿痛、肩臂疼痛等。

温馨提示
1. 片姜黄不是姜黄，两者不可混用。
2. 血虚无气滞血瘀者及孕妇慎用。

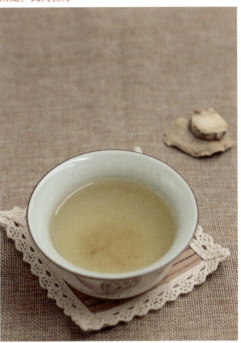

偏方 4 / 盐热敷
散寒止痛效果好

出处：民间验方

材料
粗盐（或食盐）1000 克，布袋 1 个。

做法
将粗盐装入布袋里，用喷壶把布袋正反面打湿（或用手拍湿），用保鲜袋包裹起来，隔水蒸 20 分钟，备用。

用法：趁热敷于颈、肩、腰疼痛处，每次 20～30 分钟，每日 1 次。
适用人群：颈、肩、腰痛者。

小偏方大功效
盐有消炎杀菌、散寒止痛等功效，加热敷于患处能通过局部皮肤渗透，使药力直达病灶。《医林纂要探源》记载："熟用补心，安神止妄，活血去瘀。"

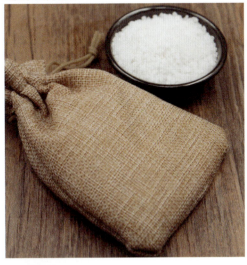

温馨提示
1. 热敷包每使用 3 次后，内装粗盐宜全部换新的。
2. 如热敷部位太热，可垫上干净毛巾，以能忍受为宜。

疲劳

如果你经常感到疲乏无力、头昏脑涨、腰酸背痛、紧张焦虑、失眠健忘、胃口不佳……那么就要小心了。有报道称,从疲劳到疾病,一般只需短短 5 步:头晕气短——身体发沉——筋疲力尽——小毛病不断——疾病缠身。倘若你总是感觉很累,不仅需要立即休假,还需要改变生活方式:劳逸结合、睡眠充足、适当运动、及时饮水、营养饮食、不追求完美、学会放松身心。以下小偏方,希望对疲劳者的恢复有益。

出处:民间验方

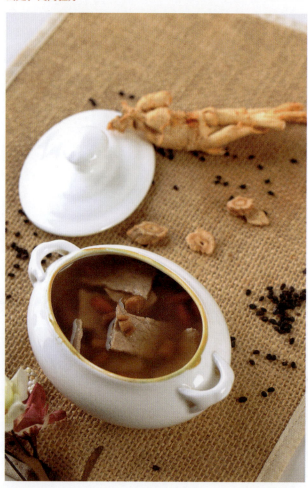

偏方 1 / 党参枸杞牛肉汤

益气补血,改善疲劳

材料

牛肉 300 克,党参 15 克,枸杞子 10 克,盐适量。

做法

牛肉洗净,切成片;党参洗净,切成段;枸杞子洗净。炖盅内加适量清水,放入牛肉、党参,大火煮沸后改小火炖 1 小时;放入枸杞子,继续炖 20 分钟,加盐调味即可。

用法:吃肉喝汤,佐餐食用。
适用人群:气血两虚、疲倦乏力、面色苍白者。

小偏方大功效

党参味甘、性平,可健脾益肺、养血生津,常用于治疗食少倦怠、咳嗽虚喘、气血不足、面色萎黄、心悸气短、津伤口渴等;枸杞子可改善腰膝酸痛、眩晕耳鸣、血虚萎黄。二者与滋补的牛肉搭配煲汤,有益气补血、改善疲劳的功效。

类似小偏方

取母鸡 1 只,人参 3 克,葱段、姜片、盐各适量。将母鸡去头、爪,剁成块,余水后放入砂锅中;加适量清水,放入人参、葱段、姜片一起炖 2 小时,加盐调味即可。

温馨提示

1. 阴虚、痰湿体质者忌食,否则会肝火旺盛。
2. 孕妇及气滞、怒火盛者,都不宜食用党参。

出处：民间验方

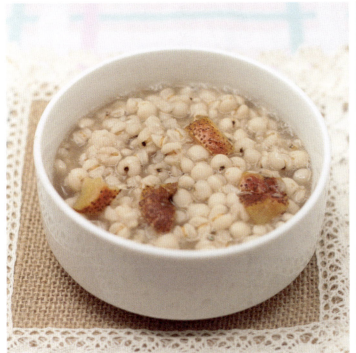
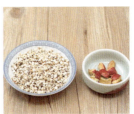
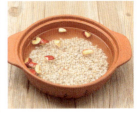
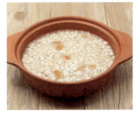

偏方 2 / 山楂薏米粥

消食除湿，缓解疲劳

材料
山楂 10 克，薏米 100 克。

做法
山楂洗净、去核，切成小块；薏米洗净、沥干。将山楂、薏米一起放入砂锅中，加适量清水，熬煮成粥即可。

用法：每日 1 次，连服 7 日。
适用人群：疲劳、血瘀气滞、不思饮食者。

小偏方大功效

山楂味酸甘、性微温，可消食健胃、行气散瘀；薏米味甘淡、性凉，可利水渗湿、健脾止泻、解毒散结。这款粥有良好的健脾消食、除湿利尿的作用，常感疲劳者可适当食用。

类似小偏方

取猕猴桃 2 个，剥皮后直接食用。当人感到有压力时，身体会加速分泌激素。这个过程会大量消耗维生素 C，因此吃富含维生素 C 的猕猴桃有助于缓解压力。

温馨提示
1. 山楂有促进子宫收缩的作用，因此孕妇忌食。
2. 山楂行气耗气，气虚体质者不宜食用。
3. 孕妇、尿多者忌食薏米。

偏方 3 / 山药百合汤
消除疲劳，增强免疫力

出处：民间验方

材料
山药 500 克，干百合 30 克，红枣 10 枚，冰糖适量。

做法
山药去皮、洗净，切成块；干百合洗净，用温水泡发；红枣洗净，去核。所有食材一起放入砂锅中，加适量清水炖煮 40 分钟，放入冰糖继续煮 5 分钟即可。

用法：佐餐食用。
适用人群：慢性疲劳者。

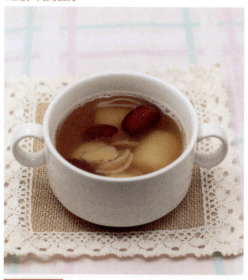

小偏方大功效
据《神农本草经》记载，山药"补虚、除寒热邪气，补中益气力，长肌肉"。百合味甘、性寒，可养阴润肺、清心安神。二者与补中益气、养血安神的红枣搭配煲汤，十分适合慢性疲劳者食用。

温馨提示
1. 山药中淀粉含量较高，胸腹胀满、大便干燥、便秘者忌食。
2. 山药偏补，容易上火的人慎食。

出处：民间验方

偏方 4 / 按揉中冲穴
按摩改善疲劳

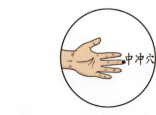

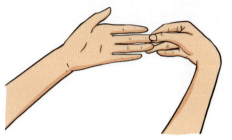

穴位位置：仰掌，中冲穴位于手指中指末端最高点。
按摩方法：先用左手揉捏右手的中冲穴 1 分钟，再用右手揉捏左手的中冲穴 1 分钟，比较一下两只手的酸胀感。哪只手的酸胀感较明显，就再揉捏哪只手的中冲穴，直到双手的酸胀感一致时停止揉捏。

用法：双手交替按摩 3～5 分钟。
适用人群：疲倦乏力、眼部酸涩者。

小偏方大功效
按摩中冲穴有发散内热、苏厥开窍、清心泄热的功效，可在较短的时间内恢复精神、消除疲劳。

温馨提示
1. 体质较差者不宜给予穴位较大刺激。
2. 按摩时以穴位有酸胀感为宜。

失眠

许多办公室一族被失眠困扰,明明很困,可躺在床上就是睡不着,翻来覆去想一些工作或生活中的琐事,睡眠时间明显减少。这就直接导致白天工作的时候无精打采,昏昏欲睡,效率不高;时间一长,还会导致皮肤黯淡无光、心烦气躁、记忆力减退、身体免疫力下降,甚至容易诱发抑郁症、高血压、心脏病、糖尿病等疾病。想要改善失眠状况,不要将希望寄托在药物上,不妨先建立规律的入睡时间,食用一些有助于安眠的食物(如牛奶、小米、香蕉、莲子、核桃等),平时适当运动,睡前听听舒缓的音乐、洗个澡或泡个脚等。另外,还可以试试以下小偏方。

出处:民间验方

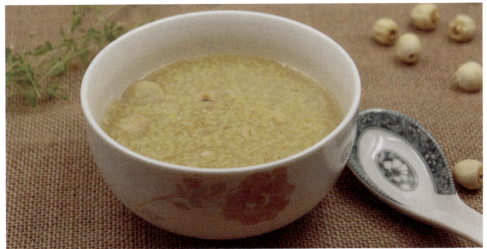

偏方 1 / 小米莲子粥
不可多得的安眠食谱

材料

小米 100 克,莲子 10 颗,冰糖适量。

做法

小米洗净,沥干;莲子洗净、去心,用清水浸泡 30 分钟。将小米、莲子一起放入砂锅中,加适量清水熬煮成粥,粥熟后加冰糖继续煮 2 分钟即可。

用法: 每日 2 次,早晚空腹食用。
适用人群: 经常睡不安稳、夜频醒、失眠者。

> **温馨提示**
> 1. 淘洗小米时不要用手搓,忌长时间浸泡。
> 2. 莲子涩肠止泻,大便燥结者忌食。

小偏方大功效

小米味甘咸、性凉,可健脾胃、补虚损;莲子味甘涩、性平,可补脾止泻、益肾涩精、养心安神,常被用于缓解脾虚泄泻、心悸失眠。二者搭配煮粥,有不错的养脾胃、安心神的功效。

现代研究发现

小米营养价值高,色氨酸含量丰富。色氨酸能生成抑制中枢神经兴奋度、使人产生困倦感的 5- 羟色胺。

类似小偏方

取小米 100 克洗净,与 8 枚红枣搭配,熬煮成粥,也有较好的益脾胃、养血安神的作用。

偏方 2 / 酸枣仁粥
宁心安神效果不错

出处：《饮膳正要》

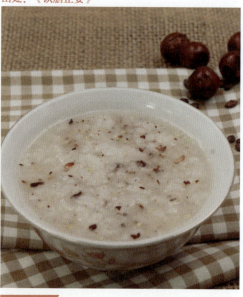

材料
酸枣仁 15 克，粳米 100 克，盐适量。

做法
酸枣仁微炒，研成末；粳米洗净。将粳米放入砂锅中，加适量清水煮粥，粥熟后放入酸枣仁末，再次煮沸，加少量盐调味即可。

用法： 每日 1 次，7 日为 1 个疗程。
适用人群： 心悸、失眠、多梦、心烦者。

小偏方大功效
酸枣仁味甘酸、性平，是养心安神、敛汗生津的良药。本粥适用于改善虚烦不眠、惊悸多梦、体虚多汗、津伤口渴。

类似小偏方
取酸枣仁末 5～10 克，用沸水冲泡，代茶饮，也有良好的安眠作用。

温馨提示
1. 情绪易激动、身体过度劳累者忌服。
2. 过敏体质者，谨慎服用酸枣仁末。

出处：民间验方

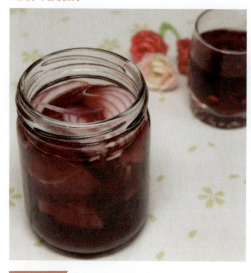

偏方 3 / 洋葱泡红酒
从此以后睡得香

材料
洋葱 2 颗，红酒 500 毫升。

做法
洋葱洗净，去外皮，切成小块，放入干净的瓶子中，倒入红酒，放在阴凉处密封保存 7 日。用滤网将洋葱与红酒分离，红酒继续装入瓶中密封，放入冰箱备用。

用法： 每日 2 次，每次 50 毫升。老年人、不胜酒力者 20 毫升。
适用人群： 眼睛疲劳、夜尿频多、失眠者。

小偏方大功效
洋葱特有的辛辣气味，能发挥镇静神经、诱人入眠的功效；红酒中含有褪黑素，有助于调节睡眠。

温馨提示
选取紫洋葱效果最佳，其生长周期长，有效成分含量高。

出处：民间验方

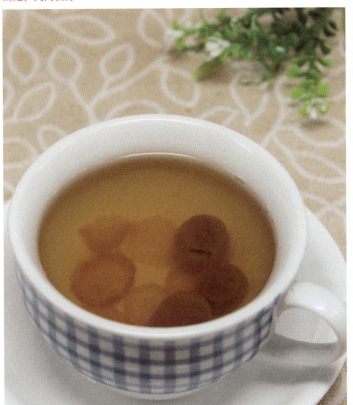
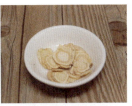
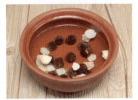
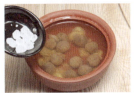
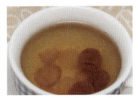

偏方 4 / 西洋参煲龙眼
缓解心悸气短、健忘失眠

材料
西洋参 3 克，龙眼 25 克，冰糖 10 克。

做法
西洋参洗净，切成片；龙眼去壳、去核。将西洋参片、龙眼肉放入砂锅中，加适量清水炖煮 30 分钟，加冰糖继续煮 2 分钟即可。

用法：每 3 日服食 1 次，连续服食 1 个月。
适用人群：失眠、心悸、健忘者。

温馨提示
1. 湿热体质者不宜多食龙眼，否则容易上火。
2. 脾胃虚寒、阳虚体质者忌用西洋参。

小偏方大功效
龙眼味甘、性温，可补心脾、益气血，常用于改善心悸失眠、面色萎黄、少气乏力。西洋参味甘、微苦，性凉，具有补气养阴、清热生津的功效，常用于治疗肺虚久咳、口咽干燥、心烦失眠、四肢倦怠等。

类似小偏方
取龙眼 8 颗去壳、去核，酸枣仁 15 克洗净，一起放入砂锅中，加适量清水炖煮 30 分钟，睡前 1 小时服用。

出处：民间验方

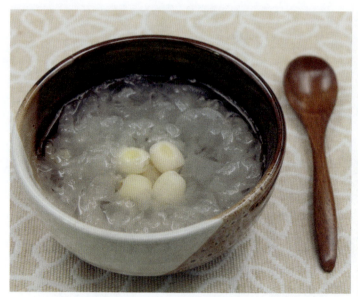

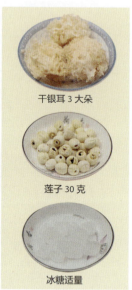

干银耳 3 大朵

莲子 30 克

冰糖适量

偏方 5 / 银耳莲子汤
宁心安神又滋补

材料
干银耳 3 大朵，莲子 30 克，冰糖适量。

做法
干银耳放入碗中，用温水泡发，去蒂，撕成小朵；莲子洗净，去心。将银耳、莲子一起放入砂锅中，加入适量清水，大火煮沸后改小火炖煮至银耳、莲子软糯，放入冰糖继续煮 5 分钟即可。

用法：每日 2～3 次，趁热食用。
适用人群：心烦失眠、精神恍惚、口干咽干、食少乏力者。

小偏方大功效
银耳味甘淡、性平，具有滋补生津、润肺养胃等功效。银耳与养心安神的莲子一起炖煮，对心悸失眠、紧张焦虑、肺虚咳嗽者有益。

类似小偏方
也可加入红枣、枸杞子，风味更佳，还能更好地补充人体所需营养。

温馨提示
1. 水要一次放够量，煮的过程中不要加水。
2. 熬煮时要不断搅拌，防止银耳粘锅。
3. 大便燥结者、糖尿病患者忌食。

偏方 6 / 龙眼枸杞茶
益气血，安神助眠

出处：民间验方

材料
龙眼6颗，枸杞子6粒，红糖适量。

做法
龙眼去壳、去核，枸杞子洗净。锅中加适量清水，放入龙眼肉和枸杞子，煮沸后改小火炖煮10分钟，加入红糖继续煮2分钟即可。

用法： 每日2次，代茶饮用。
适用人群： 心慌、头晕、失眠者。

温馨提示
孕妇、湿热体质者不宜饮用。

小偏方大功效
龙眼可益心脾、补气血，枸杞子可滋补肝肾、益精明目。龙眼枸杞茶有良好的益气血、补虚劳、安神助眠的作用。

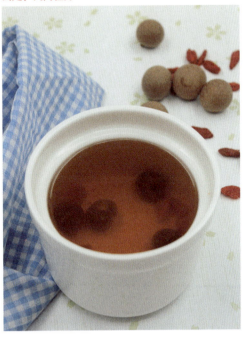

偏方 7 / 百合蛋黄汤
缓解虚烦失眠很有用

出处：民间验方

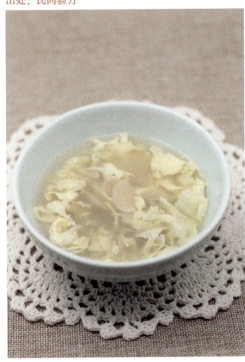

材料
百合50克，鸡蛋黄1个。

做法
百合用清水浸泡2小时，洗净后放入锅中，加清水400毫升，煎煮至200毫升。将蛋黄搅拌均匀，打入百合液中，继续煮至蛋黄熟即可。

用法： 趁热服用，每日1次。
适用人群： 燥热咳嗽、虚烦失眠者。

温馨提示
1. 也可以减少百合用量，每日服食2次。
2. 风寒咳嗽、脾胃虚寒、阳虚体质者忌用。

小偏方大功效
百合味甘、性寒，可润肺止咳、清心安神，常用于治疗燥热咳嗽、虚烦惊悸、失眠多梦。百合与能滋阴养血的鸡蛋黄搭配煲汤，对缓解紧张焦虑、失眠多梦有效。

神经衰弱

神经衰弱主要是精神压力过大造成的,在办公室一族中非常常见。研究发现,在紧张的脑力劳动后,虽然身体疲劳,但经过休息(尤其是睡眠)就能恢复正常;但如果长期处于紧张、高压的状态而超过了身体忍耐的限度时,就会造成神经衰弱。一旦患有神经衰弱,起初会情绪不稳定、总爱发脾气、容易感觉疲劳;渐渐地就会出现头痛、失眠、耳鸣、注意力不集中、记忆力减退、烦躁不安等症状。神经衰弱者不仅要积极配合药物及心理治疗,还应及时调整不合理的工作和生活方式,养成良好的饮食、运动习惯,最重要的是学会摆脱烦恼、放松心情。

出处:民间验方

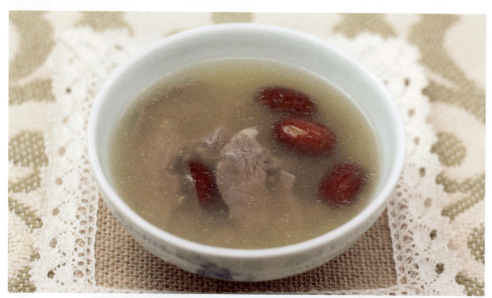

偏方 1 / 猪心红枣汤
益心安神定惊

材料

猪心 200 克,红枣 6 枚。

做法

将猪心处理干净,切成薄片,放入沸水中汆烫,捞出沥干;红枣洗净,去核。砂锅中加适量清水,放入猪心、红枣,炖煮 30 分钟即可。

用法:每日 1 次,连服 7 日。
适用人群:神经衰弱所致的血虚心悸、倦怠乏力者。

温馨提示

1. 猪心胆固醇含量偏高,高胆固醇血症者忌食。
2. 脘腹胀满、食欲不佳者不宜食用。

小偏方大功效

猪心味甘咸、性平,有益心补血、安神定惊的功效,对于心虚多汗、惊悸恍惚、失眠多梦等有良好疗效。猪心与益气补血的红枣搭配煲汤,可改善因神经衰弱引起的心悸乏力、面色苍白等症状。

类似小偏方

取猪心 200 克,洗净后切成薄片;龙眼 30 克,去壳、去核。将二者一起放入砂锅中,加适量清水炖熟即可。

偏方 2 / 柏子仁炖猪心
养心安神，止汗润肠

出处：民间验方

材料
猪心 200 克，柏子仁 10 克，姜片 5 克，盐适量。

做法
将猪心处理干净，切成薄片，汆水沥干。砂锅中加适量清水，放入猪心、柏子仁、姜片，炖煮至猪心熟烂，加少许盐调味即可。

用法： 每日 1 次，佐餐食用。
适用人群： 神经衰弱、虚烦失眠者。

温馨提示
便溏及痰多者忌用柏子仁，否则易加重症状。

小偏方大功效
柏子仁味甘、性平，可养心安神、润肠通便、止汗，常用于治疗虚烦失眠、心悸盗汗、肠燥便秘。柏子仁与猪心搭配煲汤，是神经衰弱者的食疗佳品。

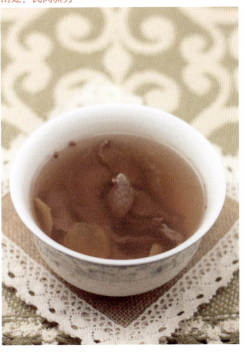

出处：民间验方

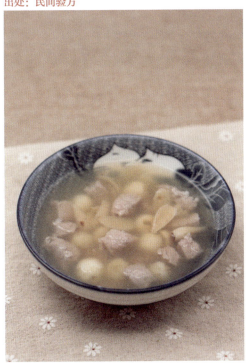

偏方 3 / 莲子百合煲瘦肉
改善心烦、焦躁、失眠

材料
莲子 15 颗，百合 20 克，猪瘦肉 200 克，盐适量。

做法
将莲子、百合分别用清水浸泡 2 小时，猪瘦肉洗净、切成小块。砂锅中加适量清水，放入莲子、百合炖煮半小时，放入瘦肉块，继续煮至肉熟，加少许盐调味即可。

用法： 每日 1 次，佐餐食用。
适用人群： 神经衰弱、烦躁失眠者。

温馨提示
1. 大便燥结、腹部胀满者忌食莲子。
2. 风寒咳嗽、脾胃虚寒、阳虚体质者忌用百合。

小偏方大功效
莲子与百合都具有养心安神的作用，是神经衰弱者的食疗佳品。这款汤是一道传统药膳，可改善心烦、焦躁、失眠、健忘等神经衰弱症状。

小偏方大健康　小病小痛全跑光

上篇　生活必备小偏方

女性爱美，都渴望自己面若桃花、肤如凝脂，可很多女性却被皮肤干燥粗糙，面无光泽，生痘痘、黄褐斑困扰。那么，有什么小偏方能改善这些皮肤问题呢？香菇面膜，水润保湿效果好；三白面膜，告别"黄脸婆"；薏米甘草面膜，祛痘不留痕……

Part4
美容养颜小偏方
肤如凝脂气色好

皮肤干燥粗糙

许多人被皮肤干燥粗糙困扰,而且,干燥的皮肤很敏感,容易出现瘙痒、脱皮等不适。那么,皮肤干燥怎么办呢?除了要选择适合的补水美白护肤品,更要注意日常调理。神养,保持心情愉悦、性格开朗;睡养,保证充足睡眠、不熬夜;动养,经常参加体育锻炼和户外活动;食养,适当多吃些富含"造血原料"的食物(如豆类及豆制品、花生、红枣、黑木耳、核桃、猪肝、鱼虾及新鲜的蔬菜、水果等);药养,根据身体状况选择适合的调养药膳。皮肤干燥粗糙者还可试试以下小偏方。

出处:民间验方

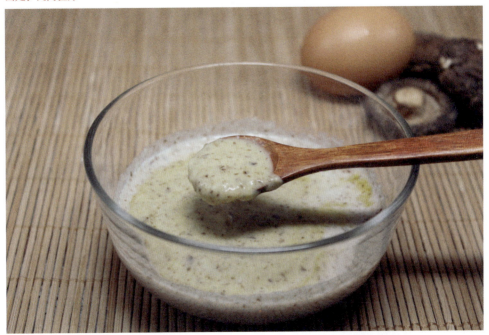

偏方 1 / 香菇面膜
水润保湿,改善干燥

材料
干香菇3朵,鸡蛋黄1个,牛奶3~5勺。

做法
干香菇洗净,加适量温水泡发,沥干;香菇水滤除杂质,备用。将香菇、鸡蛋黄、牛奶一起放入榨汁机中,搅打成泥。

用法:香菇水倒入蒸脸器中,加热蒸脸5~10分钟;取剩余香菇水,用化妆棉均匀涂抹在脸部;将香菇面膜均匀敷在脸上,15分钟后用清水洗净。

适用人群:皮肤干燥、长斑、有皱纹者。

温馨提示
1. 香菇挑选朵圆、齐整、质干不碎、柄短、肉厚、有芳香气味的为佳。
2. 如果家中没有蒸脸器,可直接用烧开的香菇水熏蒸,谨防烫伤。

小偏方大功效
香菇中含有的香菇多糖具有良好的保湿作用,许多化妆品中都含有这种成分。鸡蛋和牛奶具有营养皮肤、抚平皱纹的功效。这款香菇面膜无副作用,可以放心尝试。

出处：民间验方

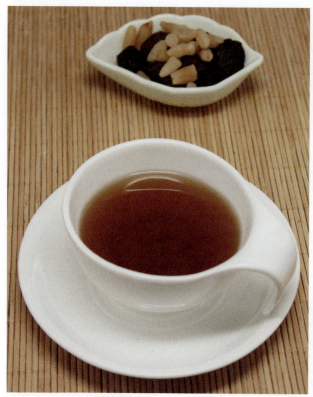
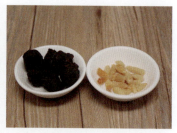
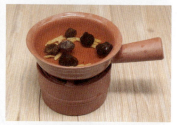
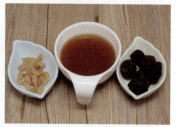

偏方 2 / 麦冬乌梅茶
皮肤水润有光泽

材料

麦冬15克，乌梅6枚。

做法

麦冬洗净，切成小块；乌梅洗净。将麦冬、乌梅一起放入砂锅中，加适量清水，大火煮沸后改小火煎煮15分钟，滤渣取汁。

用法：每日1剂，分2次饮用。
适用人群：津伤口渴、皮肤干燥者。

温馨提示

1. 麦冬性偏寒，脾胃虚寒、风寒咳嗽、阳虚体质者忌用。
2. 小儿、咳嗽痰多者、胃肠疾病者忌食乌梅。

小偏方大功效

麦冬味甘、微苦，性微寒，具有清心除烦、养阴生津的功效；乌梅味酸，可生津止渴、开胃消食。中医有"酸甘化阴"的理论，乌梅的酸和麦冬的甘搭配，可转化为阴液，能荣养到脸上，有助于解决皮肤缺水的问题。

类似小偏方

也可用更简单的方法，将麦冬、乌梅一起放入杯中用沸水冲泡，加盖闷20分钟，代茶饮用。

偏方 3 / 蜜橘银耳汤
滋润身体，延缓衰老

材料

鲜蜜橘半个，银耳20克，冰糖适量。

做法

银耳泡发，洗净，去蒂，撕成小朵；蜜橘去皮，取瓣。银耳放入锅中，加适量清水，小火炖煮30分钟，放入蜜橘瓣煮15分钟，加少量冰糖继续煮2分钟即可。

用法：每日1次。
适用人群：皮肤干燥、面容憔悴者。

小偏方大功效

银耳中富含天然植物胶质，它们在水溶液中束缚了大量的水分子，形成了浓稠的状态。这种黏稠的汤羹让水分长时间贴在黏膜上，使嗓子和消化道都感觉很滋润；同时，因为它们不能被人体消化，可以把水分带入大肠，避免便秘，延缓衰老。这款蜜橘银耳汤口味独特，是爱美女性的好选择。

出处：民间验方

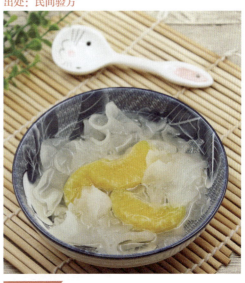

出处：民间验方

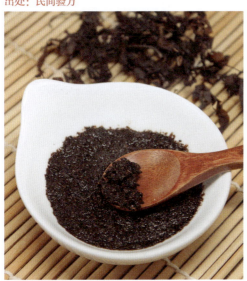

温馨提示

银耳有一定的抗凝血功效，患有胃溃疡、胃出血、牙龈出血、痔疮等出血性疾病者宜少食。

偏方 4 / 海藻面膜
让皮肤如水般柔滑

材料

天然海藻粉2勺，甘油1勺，矿泉水适量。

做法

将海藻粉和甘油放入碗中，加入矿泉水搅拌调匀，备用。

用法：洁面后，均匀涂抹于脸上，15分钟后用温水洗净，每周2～3次。
适用人群：皮肤干燥、有皱纹、有斑者。

小偏方大功效

海藻含有丰富的蛋白质和维生素E，不仅具有补水作用，还有良好的美白、控油、除皱、祛斑的功效。这款海藻面膜，温和、安全、高效，十分适合皮肤干燥者。

类似小偏方

天然海藻粉3勺，牛奶适量，搅拌均匀，敷在脸上，15分钟后用温水洗净。

温馨提示

敷海藻面膜最好是在晚上，因为这个时候皮肤细胞活跃，代谢能力增强，能达到事半功倍的效果。

出处：民间验方

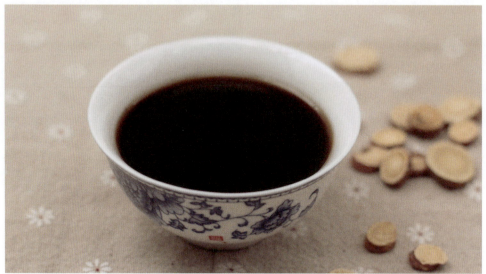

偏方 5 / 甘草芝麻油
改善手部皮肤干燥

材料
甘草 30 克，芝麻油 100 毫升。

做法
甘草洗净、沥干、切成片，放入芝麻油中浸泡 24 小时。将甘草、芝麻油一起倒入锅中，小火熬至焦煳状，去渣留汁即可。

用法： 每天用甘草芝麻油涂抹手部，重点照顾发痒、脱皮的地方。
适用人群： 手部皮肤干燥、粗糙、瘙痒、脱皮者。

小偏方大功效

甘草外用，天然不刺激，具有清热解毒、抗菌消炎、营养保湿的作用；芝麻油富含维生素 E、卵磷脂，可滋润皮肤、保持皮肤弹性。这款甘草芝麻油，可以在皮肤表层形成一层油膜，有助于改善手部皮肤干燥、粗糙、炎症反应。

类似小偏方

取甘草粉 2 勺，加入适量蜂蜜调匀，制成甘草蜂蜜糊，用来敷脸或敷手。

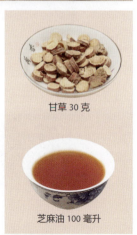

甘草 30 克

芝麻油 100 毫升

温馨提示
1. 用温水洗手并擦干后，再使用甘草芝麻油。
2. 若手部瘙痒，千万不要过度抓挠，以免引发炎症。
3. 日常要注意手部护理，不要用手直接接触洗衣粉等。

皮肤黯黑无光

"你看起来很累。""没睡饱吗?""你脸色真的很差!"……每个女人都在意气色,然而事与愿违,工作压力、生活烦恼、环境污染、阳光和紫外线照射、熬夜失眠等都使你的脸色不好,看起来像没洗干净脸一样,皮肤发黑没有光泽,人也显得憔悴。俗话说:"皮肤是靠自己'养'出来的!"这种后天因素导致的皮肤问题,我们可以使用一些美白养颜小偏方来改善。

出处:民间验方

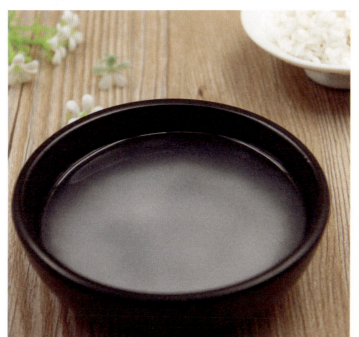

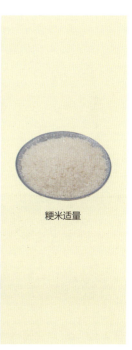

粳米适量

偏方1 / 淘米水
洗出白皙皮肤

材料

粳米适量。

做法

将粳米倒入容器中,加适量清水淘洗,第一遍的淘米水倒掉,留下第二遍和第三遍的淘米水;经过沉淀,取乳白色的淘米水倒入洗脸盆中,备用。

用法: 取适量淘米水涂在脸上,由下巴向脸颊打圈按摩,约5分钟后用清水洗净。隔1~2日1次,晚上使用,坚持1个月。

适用人群: 油性皮肤人群、皮肤黯黑无光者、长痘长斑者。

温馨提示
1. 淘米水加热到40~50℃再使用,效果会更好。
2. 用淘米水洗脸时,需要注意洗脸的手法和力度,不要过度拉扯脸部皮肤。
3. 用淘米水洗脸后,要及时保湿,脸部皮肤才会不紧绷。

小偏方大功效
淘米水中溶解了淀粉、蛋白质、维生素等营养成分,可以分解脸上的油污、淡化色素;而且淘米水比较温和,不会刺激皮肤,没有任何副作用。

出处：民间验方

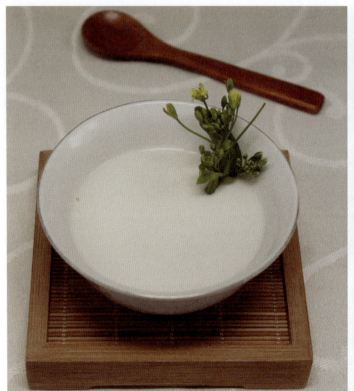
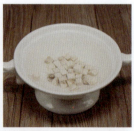
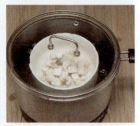
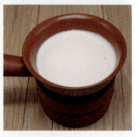

偏方 2 / 茯苓膏
美白养颜经验方

材料

茯苓 200 克，牛奶 600 毫升，蜂蜜适量。

做法

将茯苓掰成小块，用适量清水浸泡 2 小时，捞出放入碗中，隔水蒸 40 分钟；取出与牛奶一起放入榨汁机里榨成泥，再倒入砂锅中煮沸；放温后加入少许蜂蜜调匀，装瓶放入冰箱冷藏。

用法：每次 1 勺，每日 2 次。
适用人群：皮肤黯黑、色斑严重者。

温馨提示

1. 茯苓有利尿作用，因此不宜过量食用。
2. 气虚体质者及肾虚多尿、虚寒滑精、津伤口干者慎服。

小偏方大功效

茯苓是利水渗湿的良药，小便不利、水肿者均可用它来调理。《经验后方》提到，茯苓浸酒，食之"百日后肌体润泽……延年耐老，面若童颜"。《红楼梦》中也有茯苓膏的记载。

类似小偏方

取茯苓 15 克，与蜂蜜 30 克调成糊状，晚上睡前敷脸，15 分钟后用温水洗净。

偏方 3 / 三白面膜
从此不做"黄脸婆"

出处：民间验方

材料
白芷、白及各 5 克，茯苓 10 克，蜂蜜适量。

做法
将白芷、白及、茯苓一起放入容器中研磨成粉，混合拌匀后倒入蜂蜜调匀，备用。

用法： 洁面后，将药糊均匀敷于脸上，15 分钟后用温水洗净，每周 2 次。

适用人群： 皮肤黯黑、面色枯黄者。

小偏方大功效

白及自古便被视为美容良药，能"洗面黑，祛斑"；《神农本草经》中记载的白芷能"长肌肤，润泽，可作面脂"。二者与茯苓搭配制作面膜，具有柔嫩皮肤、美白润泽的功效。

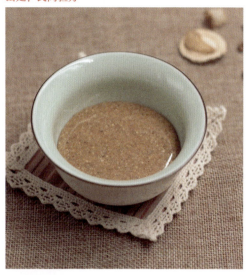

温馨提示
1. 如果药糊太稠，可以加几滴牛奶。
2. 油性皮肤者可直接用牛奶代替蜂蜜。

出处：《体仁汇编》

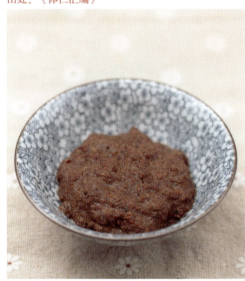

偏方 4 / 洗面如玉膏
尤其适合皮肤偏黑者

材料
丁香 3 克，麝香 3 克，白芷 6 克，白酒 200 毫升。

做法
将丁香、麝香、白芷放入容器中研磨成粉，与白酒一起熬成膏状，放入瓶中密封保存。

用法： 每日早晚用药膏洗脸即可。
适用人群： 皮肤偏黑、干燥者。

小偏方大功效

洗面如玉膏是明代彭用光编写的《体仁汇编》中记载的一款简单有效的美白养颜方。白芷能润泽皮肤，是古代美容方的常选药材；《名医别录》中提到，麝香可"去面目中肤翳"；白酒具有和血通脉的作用。

温馨提示
1. 麝香有活血散结、催生下胎的作用，孕妇忌用。
2. 过敏体质者可少量试用，若有不适立即停用。

出处：民间验方

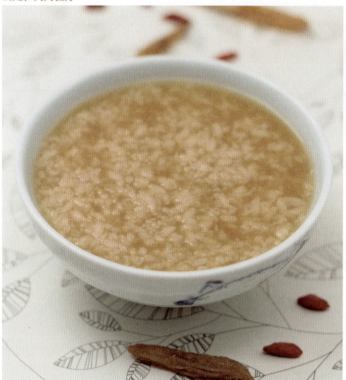
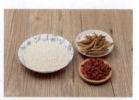
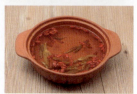
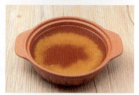
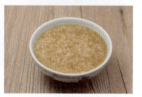

偏方 5 / 天门冬枸杞粥

清肺生津，增白润肤

材料

天门冬 30 克，枸杞子 15 克，粳米 100 克。

做法

天门冬、枸杞子分别洗净，放入砂锅中，加适量清水煎煮 30 分钟，去渣留汁，放入淘洗好的粳米，熬煮成粥即可。

用法： 每日 2 次，连服 7 天。
适用人群： 皮肤偏黑、口干舌燥、时常干咳者。

小偏方大功效

天门冬味甘苦、性寒，具有养阴润燥、清肺生津的功效。天门冬是常用的养肺药，而"肺主皮毛"，肺脏功能好，皮肤才会好。

类似小偏方

取天门冬 30 克，捣成细末，与适量蜂蜜一起搓成丸，每天用来洗脸，也有利于美白皮肤。

温馨提示

1. 天门冬性寒，脾胃虚寒、阳虚体质者忌用。
2. 痰湿体质者和湿热体质者不宜多食枸杞子。
3. 也可直接用天门冬和枸杞子煎汤饮用。

痘痘、黄褐斑

痘痘，又叫痤疮、粉刺，主要出现于面部、颈部，在青春期最为常见。痘痘的发生与皮脂分泌过多、毛囊皮脂腺导管堵塞、细菌感染和炎症反应等因素有关。如果长了痘痘，千万不要用手去挤，要注意保持皮肤清洁、清淡饮食（忌辛辣）、适当运动、充足睡眠、必要时寻求医生的帮助。

黄褐斑，又叫蝴蝶斑、肝斑，主要出现于面部多处，多为对称性的黑色或褐色斑块。黄褐斑常见于女性，与妊娠、内分泌失调、紫外线、化妆品及某些疾病有关。针对黄褐斑，治疗很重要，但护理也不可少，比如停吃避孕药、选用对皮肤无刺激的化妆品、避免紫外线伤害、多吃富含维生素C的食物等。

出处：民间验方

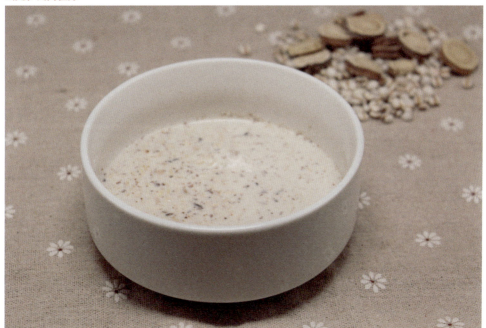

偏方 1 / 薏米甘草面膜
祛痘不留痕

材料

薏米粉 3 勺，甘草粉 2 勺，牛奶适量。

做法

将薏米粉、甘草粉一起放入碗中，加入适量牛奶，搅拌成糊状即可。

用法：清水洁面，将调制好的面膜均匀地涂抹在脸上，重点涂抹痘痘及痘痕处，15 分钟后用清水洗净。每日 1 次。

适用人群：面部长痘、有痘痕者。

温馨提示

1. 涂抹面膜时，注意避开眼睛和嘴唇周围皮肤。
2. 由于薏米含有黑色胚芽，薏米粉中会有黑色颗粒，无须担心。

小偏方大功效

薏米能有效抑制黑色素形成，从而起到美白皮肤、淡化痘痕的作用；甘草具有显著的美白、祛斑、养颜功效。二者与牛奶搭配制成面膜，对皮肤有保养、修复、美白的效果。

偏方 2 / 白醋冬瓜汁
有助于消除黄褐斑

材料
白醋 2 勺，冬瓜适量。

做法
冬瓜洗净，去皮、去子，切成小块，放入榨汁机中榨汁，滤渣取汁；倒入白醋搅拌均匀，备用。

用法：清洁面部后，将汁液均匀地涂抹于脸上，15 分钟后用清水洗净。每周 2～3 次。
适用人群：有黄褐斑者。

小偏方大功效
这款白醋冬瓜汁可以补充皮肤的水分，增强营养，恢复皮肤的光泽和弹性；还可以软化角质层，美白皮肤，消除黄褐斑。

出处：民间验方

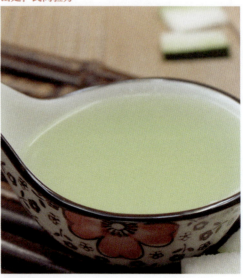

温馨提示
白醋有一定的刺激性，皮肤易过敏者慎用。

出处：民间验方

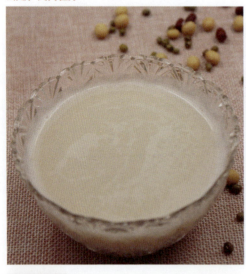

偏方 3 / 三豆豆浆
面部色斑一扫光

材料
黄豆、绿豆、红豆各 30 克，白糖适量。

做法
三种豆子洗净放入碗中，用清水提前泡好，捞出沥干；然后放入豆浆机中，加适量清水制成豆浆，加少许白糖调味即可。

用法：每日 1 次，每次 1 杯。
适用人群：面部有色斑者。

小偏方大功效
这款豆浆营养丰富，又被称为三豆消斑饮。黄豆可益气养血、健脾宽中，绿豆可清热解毒、止渴健胃，红豆可清心养神、健脾益肾。三豆合用，有滋养脏腑、祛斑美白的效果。

温馨提示
1. 空腹忌饮。豆浆里的蛋白质会被转化为热量消耗，不能起到祛斑功效。
2. 忌加红糖。红糖里的有机酸和豆浆中的蛋白质结合后，会破坏豆浆的营养成分。

出处：民间验方

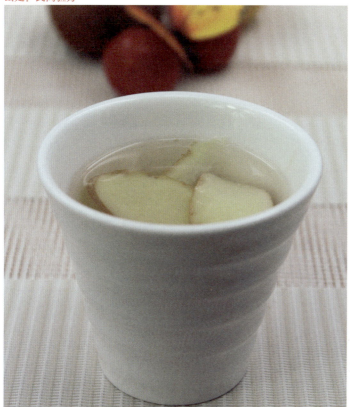

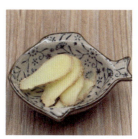

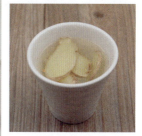

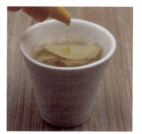

偏方 4 / 生姜蜂蜜水
有效祛除色斑

材料

生姜 10～15 克，蜂蜜 20 克。

做法

生姜洗净，切成片。将生姜片放入杯中，用沸水冲泡，加盖闷 10 分钟，待水温降至约 40℃时，加蜂蜜调匀即可。

用法： 每日早晨空腹饮用。
适用人群： 有色斑者。

温馨提示

1. 风热感冒患者、阴虚体质者忌食生姜。
2. 婴儿、糖尿病患者、脾胃虚寒者不宜吃蜂蜜。
3. 火气较旺者不宜长期饮用生姜蜂蜜水。

小偏方大功效

生姜特有的辛辣成分有较强的抗氧化性，可以抑制体内色素沉积；蜂蜜中含有维生素 C 和黄酮类化合物，有助于消除皮肤的色素沉着。这款生姜蜂蜜水制作简单，有良好的防治色斑的作用。

类似小偏方

新鲜柠檬榨汁，加少许冰糖调匀，直接饮用，可改善面部色斑、美白皮肤。

面部皱纹

皱纹,是女性面部衰老的大敌。当第一条皱纹慢慢爬上我们的脸颊后,对衰老的恐惧便开始涌上心头。那么,我们该如何消除烦人的皱纹呢?使用除皱护肤品:每天早晚清洁脸部后,均匀地涂上除皱护肤品,并适当按摩,可以紧致皮肤;改掉不良习惯:比如眯着眼看东西、躺着玩手机、面部表情过于丰富等;从食物中补充胶原蛋白:猪皮、猪蹄、牛蹄筋、鸡翅、鸡爪、鱼皮、银耳等食物,含有丰富的胶原蛋白,适当多吃可滋润皮肤;注意补水:适当多喝水,可以促进血液循环,加速皮肤新陈代谢;面膜保养不可少:可以购买大品牌的美白除皱面膜,也可以自制天然健康面膜,以减轻皱纹。

出处:民间验方

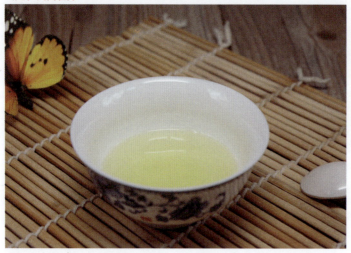

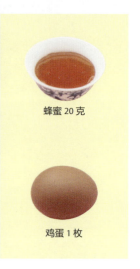

蜂蜜 20 克

鸡蛋 1 枚

偏方 1 / 蜂蜜蛋清面膜
美白皮肤,淡化皱纹

材料

蜂蜜 20 克,鸡蛋 1 枚。

做法

拿筷子在鸡蛋上敲个洞(洞不要太大,否则蛋黄会跑出来),将蛋清倒进碗中,加入蜂蜜搅拌均匀,备用。

用法: 清洁面部,将蜂蜜蛋清面膜均匀地涂抹在脸上,15 分钟后洗净。每周 2 ~ 3 次。

适用人群: 皮肤油腻、缺水、有皱纹者。

小偏方大功效

蛋清质地清凉细腻,具有美白皮肤的作用,还能紧致皮肤、改善皱纹。蜂蜜也有润肤美白的作用。二者搭配制作面膜,可润肤除皱、美白养颜。

类似小偏方

蜂蜜、蛋清、牛奶、黄瓜汁各适量,一起放入碗中搅拌均匀,洁面后均匀地涂抹在脸上,15 分钟后洗净。

蛋清 1 个,珍珠粉 10 克,一起放入碗中搅拌均匀,洁面后均匀地涂抹在脸上,12 分钟后洗净。

温馨提示

1. 敷面膜时间不宜太长,敷完要及时清洗干净。
2. 当天用尽,隔夜的蜂蜜蛋清面膜不宜再使用。

偏方 2 / 柠檬酸奶面膜
促进皮肤细胞再生

材料
柠檬1个,酸奶、蜂蜜各15克。

做法
柠檬洗净,去皮,切片,放入榨汁机中,榨汁滤渣。将柠檬汁、酸奶、蜂蜜一起放入碗中搅拌均匀,备用。

用法: 用温水清洁面部后,以热毛巾敷脸约3分钟。取适量柠檬酸奶面膜均匀涂抹在脸上,15分钟后用清水洗净。每周1～2次。
适用人群: 皮肤干燥、有皱纹者。

小偏方大功效
柠檬中含有多种维生素、有机酸,可促进皮肤的新陈代谢。柠檬与营养丰富的酸奶、蜂蜜搭配制作面膜,可较好地滋润皮肤、改善皱纹,使皮肤细腻光滑、富有弹性。

出处:民间验方

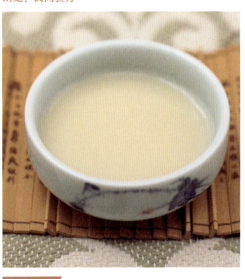

温馨提示
1. 皮肤有痘痘、炎症者,不建议使用。
2. 敏感肤质者最好做皮肤敏感测试后再使用。

出处:民间验方

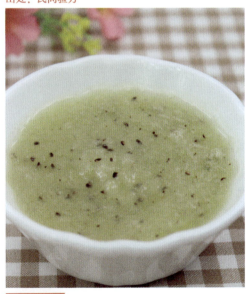

偏方 3 / 猕猴桃蜂蜜面膜
皮肤保持红润

材料
猕猴桃1个,蜂蜜2勺。

做法
猕猴桃去皮,切成小块,放入榨汁机中榨成汁,倒入碗中,加入蜂蜜搅拌均匀,备用。

用法: 清洁面部后,将猕猴桃蜂蜜汁均匀地涂抹在脸上,15分钟后用温水洗净。每周2次。
适用人群: 面部有皱纹、色斑者。

小偏方大功效
猕猴桃中含有果酸、维生素A、维生素C、维生素E等营养成分,可抑制黑色素沉着,有改善皱纹、淡化色斑的作用。这款面膜制作简单,有助于皮肤保持柔滑、红润。

温馨提示
1. 注意把眼睛、嘴唇周围部分留空,不要涂抹。
2. 敷完后用手指按摩面部3～5分钟,有皱纹的地方重点照顾。

出处：民间验方

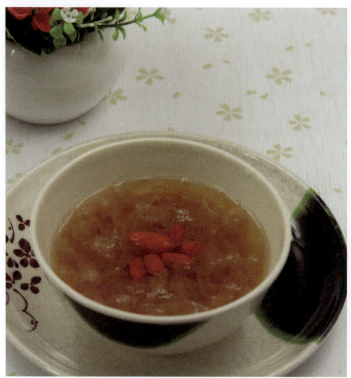

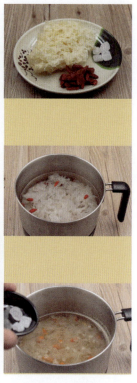

偏方 4 / 银耳枸杞汤
延缓衰老，除皱润肤

材料
银耳 20 克，枸杞子 15 克，冰糖适量。

做法
银耳放入碗中用清水泡发，洗净、去蒂，撕成小朵；枸杞子洗净。将银耳、枸杞子放入锅中，加适量清水，大火煮沸后改小火炖煮 30 分钟，放入冰糖继续煮 5 分钟即可。

用法： 每日 1 碗。
适用人群： 面色黯淡无光，有色斑、皱纹者。

> **温馨提示**
> 1. 银耳性润而腻，风寒咳嗽、痰湿体质者慎食。
> 2. 痰湿体质者和湿热体质者不宜多吃枸杞子。
> 3. 若用后有大便泄泻者，请停止食用。

小偏方大功效
银耳既是营养滋补佳品，又是扶正强壮的良药。枸杞子历来被视为"延年益寿的佳品"，有滋补肝肾、益精明目的功效。两者搭配煲汤，有补虚劳、缓衰老的作用。

现代研究发现
银耳被誉为菌中之冠，富含天然植物胶质，经常食用可以滋润皮肤，有改善面部皱纹、祛除色斑的作用。

类似小偏方
取银耳 20 克，泡发、洗净，撕成小朵，与红枣 8 枚一起炖煮至熟，加少许冰糖调味，继续煮 5 分钟即可。

眼袋、黑眼圈

眼袋俗称肿眼泡，是先天或后天因素导致的。前者多是由眼眶周围的纤维结缔组织强度不够和弹性不足造成的，而绝大多数人属于后者，与长期用眼过度、减肥过快、不恰当的按揉方式、经常画眼线、爱流眼泪等有关。

黑眼圈也就是"熊猫眼"，是由于经常熬夜、情绪波动大等造成眼部色素沉着，看上去就像国宝大熊猫，不过却不像熊猫有黑眼圈那么可爱，反而会显得面容憔悴。

眼袋、黑眼圈常常相伴而生。建议首先纠正作息时间，保证充足睡眠；养成良好的饮食习惯，如不抽烟、少喝酒、食物品种多样；接着可以通过局部热敷、按摩的方法缓解。平时还可以使用眼霜，保养一段时间会有改善。

出处：民间验方

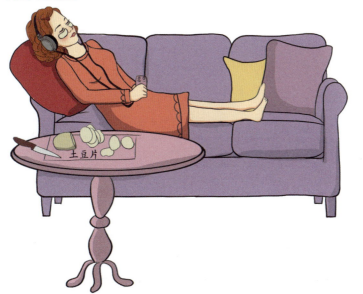

土豆 1 个

偏方 1 / 敷土豆片
有良好的消肿作用

材料

土豆 1 个。

做法

土豆去皮、洗净，切成薄片，备用。

用法： 将土豆片敷于眼袋或黑眼圈部位，15 分钟后去掉，用温水洗脸。每日 1～2 次。

适用人群： 有眼袋、黑眼圈或眼部疲劳者。

> **温馨提示**
> 1. 土豆宜选用个大的，因为覆盖面较大。
> 2. 敷时可以放些舒缓的音乐，放松心情。

小偏方大功效

土豆中的维生素 C 是良好的抗氧化剂，有助于养护皮肤；土豆中含有大量的淀粉，能吸收肿胀组织中的水分，有一定的消肿作用。

类似小偏方

取绿茶包 1 个，用冷水浸泡，敷于眼底，15 分钟后取下。每日 1 次。

偏方 2 / 冷热水交替
远离"熊猫眼"

出处：民间验方

材料

棉毛巾 2 条，水盆 2 个。

做法

将冷水、热水分别倒入水盆里。一条毛巾浸入热水中，另一条浸入冷水中，备用。

用法：闭上双眼，用热毛巾捂双眼 1 分钟，然后换另一条冷毛巾捂 1 分钟，热水凉了即止。

适用人群：有黑眼圈者或眼部疲劳者。

温馨提示

1. 注意冷水不能太冰，热水不宜超过 40℃。
2. 在冷热交替敷眼后，配合用手指温和按摩眼部，效果更佳。

小偏方大功效

冷水会使眼部肌肉收缩，热水能使眼部肌肉松弛，冷热水交替敷眼使眼部肌肉张弛有度，促进眼部血液更好地循环，有利于肌肉细胞的水分吸收，达到消除黑眼圈的目的。

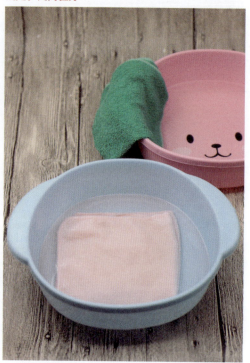

偏方 3 / 荸荠莲藕汁
有效改善黑眼圈

出处：民间验方

材料

荸荠、莲藕各 30 克。

做法

荸荠去皮、洗净，切成小块；莲藕洗净，切成小块。将荸荠、莲藕放入榨汁机中，加适量清水榨汁，去渣取汁，备用。

用法：将荸荠莲藕汁液均匀地涂抹在眼部周围，15～20 分钟后，用清水洗净。

适用人群：有黑眼圈者。

温馨提示

1. 莲藕、荸荠选择个大、饱满、外皮光泽的为佳。

小偏方大功效

荸荠、莲藕含有较多的淀粉、铁和蛋白质，有良好的消除黑眼圈的效果。这款荸荠莲藕汁是对付黑眼圈的常用偏方，十分适合晚上睡前使用。

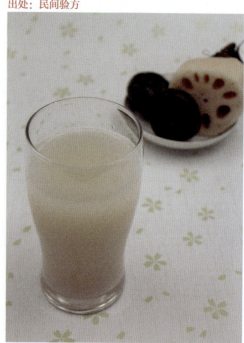

出处：民间验方

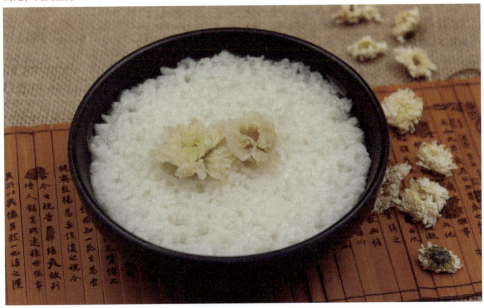

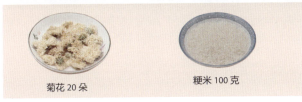

菊花 20 朵　　　　粳米 100 克

偏方 4 / 菊花饭团
促进眼部血液循环

材料
菊花 20 朵，粳米 100 克。

做法
将菊花放入大碗中，加适量沸水，闷 10 分钟后捞出菊花留水；粳米洗净。将粳米放入电饭锅中，倒入菊花水做成米饭，捏成眼圈大小的饭团，备用。

用法：将放温后的饭团敷于眼部，15 分钟后取下，用温水洗脸。
适用人群：有黑眼圈者。

小偏方大功效
菊花不仅清香怡人，还具有清热、解毒、祛瘀的功效。用菊花饭团敷眼，虽然样子有点怪，但却很舒服，能感觉到眼部的血液在循环，消除黑眼圈的效果显著。

现代研究发现
菊花可增强毛细血管的抵抗力。菊花中的黄酮类化合物具有良好的抗氧化、防衰老作用，可较好地缓解黑眼圈。

类似小偏方
每日清晨取菊花 5 朵放入杯中，用沸水冲泡，闷 10～15 分钟，用化妆棉蘸取菊花水敷于眼部。

温馨提示
1. 由于米饭的热气容易散发，在敷眼时建议覆盖保鲜膜。
2. 菊花选取花朵大、圆形、白色、均匀无散花、气味芳香的为佳。

头屑、脱发

头皮痒，不挠难受，一挠头屑就如雪花般散落在肩膀上。和人谈话的时候，头屑掉下来会影响兴致；和爱人散步的时候，风一刮头屑飘下来会影响心情；吃饭的时候，头屑掉下来影响食欲……可是哪怕勤洗头，有些人依旧很难摆脱头屑的困扰。

洗完头或早上起来的时候，有人会发现头发掉得厉害。当人每天掉头发的数量在100根以上时，就是脱发了。如果只是暂时性的脱发则不用太担心，但如果头发每天都掉得厉害，那么就要找医生帮助了。

上述这样的事，虽然看似不起眼，但的确让人心烦。那么，不妨试试以下小偏方，或许有意想不到的收获。

出处：民间验方

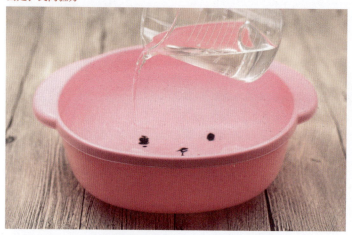

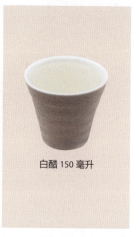

白醋 150 毫升

偏方 1 / 白醋洗头
既去屑又止痒

材料
白醋 150 毫升。

做法
盆中倒入 2000 毫升温水，调入白醋搅拌均匀，备用；将头发用一般程序洗净。

用法：用白醋水冲洗头发，并轻轻揉搓发根部，3 分钟后，用清水洗净。每周 1 次。
适用人群：头痒、有头屑者。

小偏方大功效

白醋的主要成分是醋酸，有较强的杀菌能力。加水稀释后洗头，有良好的止痒、去头屑作用。

类似小偏方

用白醋洗头后，还可以用牛角梳梳头。梳头时动作轻柔，由前额向后梳，以 50 次为 1 回，梳 2～3 回，以头皮有热胀、麻感为佳。

温馨提示

1. 还可以选用苹果醋，效果也不错。
2. 过敏体质者谨慎使用。
3. 要想远离头屑烦恼，还要注意生活调理，如保证充足睡眠、科学合理饮食、多参加体育运动、学会缓解压力、选购适合的洗护用品等。

偏方 2 / 抹芝麻油
给头发吃顿"营养餐"

出处：民间验方

材料
芝麻油适量，棉毛巾 1 条。

做法
盆中加适量热水，将棉毛巾浸透，拧干备用。将芝麻油均匀涂抹在头发上，用热毛巾包住头发捂 20 分钟，然后按一般程序将头发洗净。

用法：每周 2～3 次。
适用人群：头发干枯、分叉者及脱发者。

小偏方大功效
芝麻油中含有丰富的维生素 E，能滋养头发；富含亚麻酸，可以软化血管，使血液流通更加顺畅，加快头皮吸收营养物质的速度。

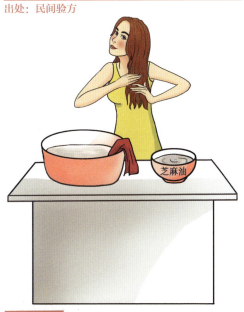

温馨提示
1. 油性发质者忌用，否则头皮会更加油腻。
2. 过敏体质者谨慎使用。

出处：《新医学》

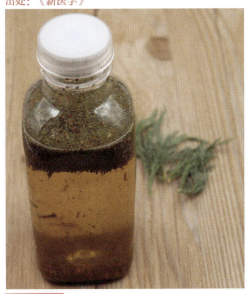

偏方 3 / 侧柏叶生发液
从此告别脱发

材料
新鲜侧柏叶 100 克，白酒 500 毫升。

做法
将侧柏叶洗净、沥干、切碎，放入白酒中密封浸泡 15 日。

用法：将药酒均匀涂抹在头皮上，每日 2～3 次。
适用人群：脱发、早生白发者。

小偏方大功效
侧柏叶味苦涩、性寒，适用于治疗血热脱发、须发早白。据《证类本草》引《孙真人食忌》记载，以本品为末，和麻油涂之，治头发不生。

类似小偏方
侧柏叶洗净，放入锅中加适量清水，煮 20 分钟后滤渣，待变温直接洗头，不再用洗发水。

温馨提示
1. 如果没有新鲜侧柏叶，也可选用干侧柏叶 200 克。
2. 白酒宜选用高度酒，过敏体质者慎用。

出处：民间验方

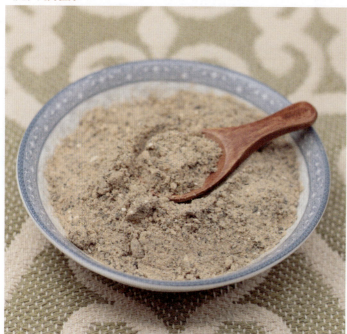
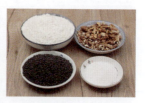
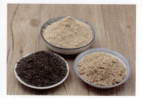
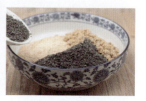

偏方 4 / 核桃芝麻糊

调气血，滋秀发

材料

核桃仁、黑芝麻各 100 克，面粉 200 克，白糖适量。

做法

核桃仁碾碎；黑芝麻放入锅中炒出香味，研成粉；面粉放入锅中炒熟。将三者与少许白糖一起放入碗中，搅拌均匀后装入玻璃瓶里，密封备用。

用法：每次取 3 勺，放入杯中沸水冲泡，每日早晨饮用 1 杯。
适用人群：头发枯黄者。

小偏方大功效

核桃、黑芝麻自古便被认为是养发佳品。唐代医家孟诜指出，核桃"黑人鬓发，毛落再生也"；《本草备要》指出，黑芝麻能"益肝肾，润五脏……乌髭发"。这款核桃芝麻糊，如果坚持长期服用，不仅能让头发乌黑光亮，而且能改善精神不振、头晕耳鸣。

类似小偏方

取核桃仁 100 克，用 200 毫升陈醋浸泡、密封。10 天后，吃核桃仁饮醋。

温馨提示

1. 核桃油腻滑肠，并且易生痰助火，腹泻、痰多咳嗽、阴虚体质者忌食。
2. 慢性肠炎、腹泻者及阳痿、遗精者忌吃黑芝麻。

小偏方大健康　小病小痛全跑光

下篇　不同人群小偏方

　　书中列选了一些针对儿童疾患的小偏方，选材安全，且效果不错。若有需要，父母不妨为孩子选用。必须提醒的是，孩子身体娇弱，一旦出现不适，优先找儿科医生诊治，再辅以相应小偏方，才会有更好的疗效。

Part5
儿童疾患小偏方
天然安全疗效棒

百日咳

百日咳是一种急性呼吸道传染病，没有接种过此类疫苗的儿童患病的可能性较大。患病1～2周后，有流涕、咳嗽和低烧的症状，容易与普通感冒混淆；患病3～4周后，咳嗽加重，出现剧烈的痉挛性咳嗽，每次发作要连咳十几声甚至几十声，常咳得面红耳赤、涕泪交加，最后咳出大量黏液，呼吸困难，并发出"鸡鸣"样吼声，夜间较明显，且年龄愈小、病情愈重。一旦孩子患有百日咳，不仅要及时治疗，还要特别注意日常护理，比如保持室内空气新鲜，给孩子穿暖和些，到户外轻微活动，饮食宜少量多餐，远离辛辣刺激的食物。

出处：《上海中医药报》

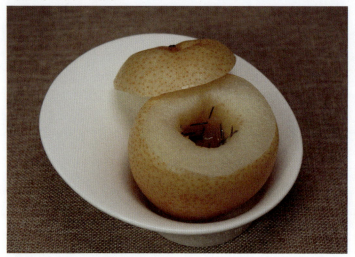

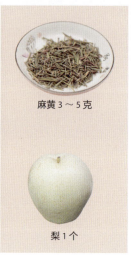

麻黄3～5克

梨1个

偏方1 / 麻黄蒸梨
适用于百日咳初期

材料

麻黄3～5克，梨1个。

做法

麻黄洗净，掰成小块；梨洗净，切去顶部当盖子，再挖除中间的核。把麻黄放入梨心内，将梨顶盖上，用牙签固定住，放入碗中隔水蒸1小时。

用法：每次1个，每日2次，去掉麻黄吃梨饮汁，连用3～5日。
适用人群：百日咳初期、支气管炎咳嗽儿童。

温馨提示

1. 麻黄发汗力强，自汗、盗汗者忌用。
2. 梨性偏寒，脾胃虚寒、气血虚弱、腹泻者忌食。

小偏方大功效

麻黄味辛、微苦，性温，可发汗散寒、宣肺平喘、降逆止咳、利水消肿；梨味甘、微酸，性凉，可清肺化痰、生津止渴，常用于治疗肺燥咳嗽、热病烦躁、津少口干等。这款麻黄蒸梨有较好的止咳平喘作用，是百日咳初期的食疗佳品。

类似小偏方

取贝母、百合各10克，研成末混合备用；梨洗净，切去顶部当盖子，再挖除中间的核。把贝母百合末放入梨心内，将梨顶盖上，用牙签固定，放入碗中隔水蒸40分钟，吃梨喝汤即可。

出处：民间验方

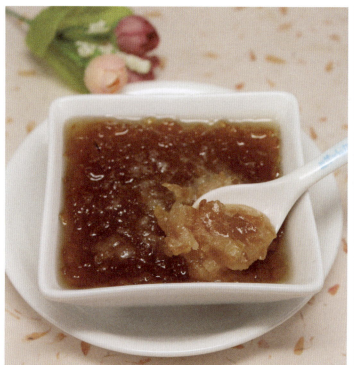
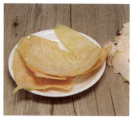
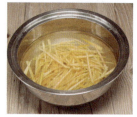
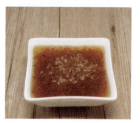

偏方 2 / 蜂蜜柚子皮

有助于缓解百日咳

材料

柚子皮 50 克，蜂蜜 15 克。

做法

把柚子皮的白色部分削去，切成丝，放入盆中反复用温盐水清洗，去除苦味（吃进嘴里感觉不是很苦即可）；捞出沥干后放入锅中，加适量清水熬煮至黏稠状，放凉后加入蜂蜜调匀，装瓶放冰箱冷藏 3 日。

用法：每次 1 勺，温水冲服。每日 1～2 次，连服 7 日。
适用人群：百日咳儿童。

温馨提示

百日咳与一般咳嗽有区别：百日咳不仅会连续咳嗽，而且咳嗽的时候伴随着吸气会有"鸡鸣"样回声。百日咳白天减轻，夜间加重，而一般咳嗽则不分白天与晚上。

小偏方大功效

柚子皮味辛苦甘、性温，有化痰止咳、理气止痛等功效。蜂蜜味甘、性平，可补中润燥、止痛解毒。二者搭配，润燥止咳功效显著，有助于缓解百日咳症状。

类似小偏方

白萝卜 500 克，冰糖 60 克。白萝卜切片，加冰糖水煎，1 日 3 次分服，需连续服。

《江西中医药》杂志曾登载，治百日咳用莱菔子，烘干研细粉。白砂糖送服少许，1 日数回。

出处：民间验方

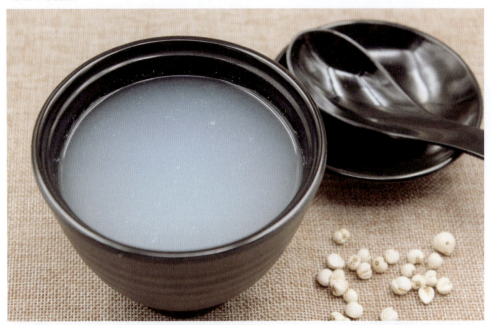

偏方 3 / 贝母冰糖米汤
百日咳食疗方

材料

贝母 15 克，冰糖 30 克，粳米 100 克。

做法

贝母、粳米分别洗净。将粳米放入锅中，加适量清水，小火熬煮成粥，去米留汤，盛入碗中；将贝母、冰糖放入米汤中，隔水蒸 15～20 分钟即可。

用法：每日早晚各服 1 次，连服数日。
适用人群：百日咳患者。

小偏方大功效

贝母味甘苦、性微寒，可清热润肺、化痰止咳；冰糖味甘、性平，可健脾和胃、润肺止咳；米汤味甘、性平，可益气、养阴、润燥。三者合用，十分适合百日咳儿童服用。

温馨提示

1. 贝母分为川贝母、浙贝母，川贝母没有浙贝母寒凉，化痰、润肺、止咳效果更佳。
2. 贝母性寒，脾胃虚寒者忌用，否则会加重症状。

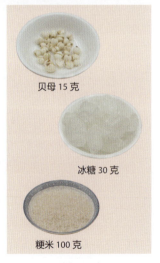

贝母 15 克

冰糖 30 克

粳米 100 克

类似小偏方

取白菜根 3 个洗净，放入锅中，加入 20 克冰糖，一起炖煮 20 分钟，饮汤即可。每日 3 次，连用 3～5 日。

小儿厌食

小儿厌食的后果很严重，不仅易引起营养不良、贫血，还可能导致免疫力低下，经常生病，且会影响小儿的正常生长发育。如果孩子厌食，建议先考虑是否生病，如佝偻病、缺铁、缺锌等都易引起消化功能下降，从而影响食欲。在排除疾病的情况下，对于孩子厌食要进行综合调理，比如改正孩子不良的进食方式，不要让孩子随意吃零食，吃饭的时候不要呵斥孩子，营造良好的进食氛围和环境，变着花样给孩子做美味食物，适当多运动以促进新陈代谢等。

出处：民间验方

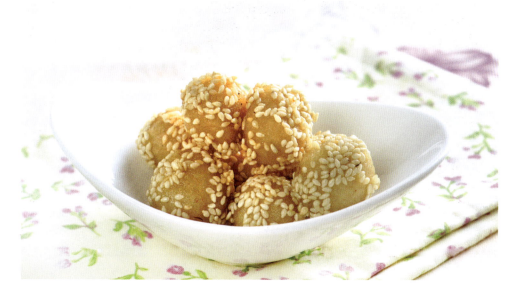

偏方 1 / 香甜山药球
胃口不好推荐方

材料

山药 100 克，糯米粉 20 克，鸡蛋 1 枚，白芝麻、淀粉、植物油各适量。

做法

山药去皮、洗净，切成段，蒸熟后放凉；鸡蛋打散，加入淀粉调成糊；将山药压成泥，加入糯米粉，捏成丸子，裹上蛋糊，滚上芝麻，下热油锅炸至浮起。

用法： 每 1～2 日 1 次。
适用人群： 小儿食欲不振、厌食者。

温馨提示

山药有一定的收敛作用，患有腹胀、便秘的儿童忌食。

小偏方大功效

山药味甘、性平，有补脾养胃、生津益肺等功效。《中国药典》记载，（山药）"用于脾虚食少，泄泻便溏……"这款山药球补而不腻、香而不燥，很适合胃口不好、经常腹泻的小儿食用。

类似小偏方

取山药 30 克，去皮、洗净，研成末；鸡蛋 1 枚打散，加入山药末、少许盐，搅打均匀，隔水蒸熟即可。每日 1 次。

出处：民间验方

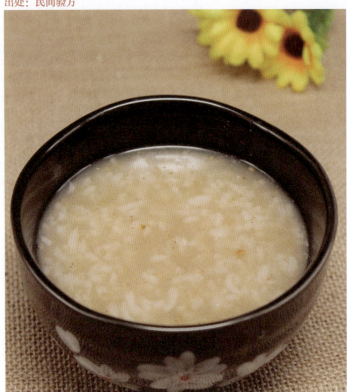
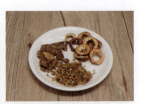
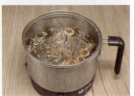
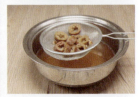
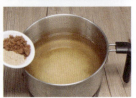

偏方 2 / 山楂消食粥
改善小儿厌食

材料

山楂 25 克，苍术 15 克，粳米 100 克，鸡内金 10 克，红糖适量。

做法

山楂洗净、去核，苍术捣碎研末，粳米洗净，鸡内金研成末。将山楂、苍术放入砂锅中，加适量清水，大火煮沸后改小火煎煮 15 分钟，去渣留汁；加入粳米、鸡内金末、红糖熬煮成粥即可。

用法：每次 1 碗，每日 1~2 次。
适用人群：脾胃不和、消化不良所致的小儿厌食者。

温馨提示

1. 山楂可行气耗气，气虚体质的小儿忌食。
2. 《本草正》指出，阴虚内热、气虚多汗者忌用苍术。

小偏方大功效

山楂可开胃消食、活血化瘀，苍术可燥湿健脾、祛风散寒，鸡内金可健脾、消食、化积。这款粥对脾胃不和、消化不良所致的小儿厌食有显著疗效。

类似小偏方

山药、扁豆、茯苓、炒豆芽、炒麦芽各 12 克，枳壳、鸡内金、炙甘草各 6 克。所有药材用水煎煮，分 2~3 次服用，每日 1 剂，5 天为 1 个疗程。

出处：民间验方

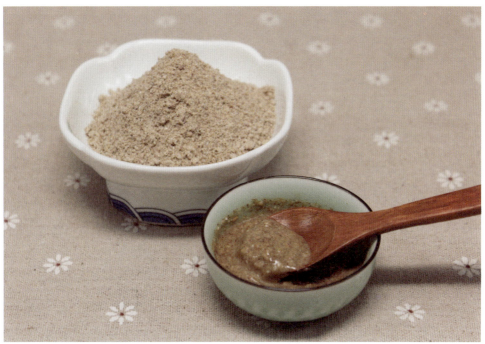

偏方 3 / 神曲敷脐
增加小儿食欲

材料

炒神曲、炒麦芽、焦山楂各 10 克，炒莱菔子 6 克，炒鸡内金 5 克，面粉 2～3 克。

做法

将炒神曲、炒麦芽、焦山楂、炒莱菔子、炒鸡内金一起放入容器中研成细末，加入面粉，用温水调成糊状，备用。

用法：小儿取仰卧位，先将脐部及周围用温水擦洗干净，临睡前将药泥敷于脐部，纱布固定，次日清晨取下。每日 1 次，5 次为 1 疗程。
适用人群：积食所致的小儿厌食者。

小偏方大功效

神曲、麦芽、山楂炒焦之后合称焦三仙，与莱菔子、鸡内金均为消食导滞的药材。本方适用于因积食引起的小儿厌食。

类似小偏方

吴茱萸、胡椒各 15 克，丁香、肉桂各 2 克，一起研成末，混合均匀。每次取药末 3 克，加醋调成糊状，敷于脐部用绷带固定。适用于因过食生冷油腻食物引起的小儿厌食。

温馨提示

1. 敷贴时以小儿耐受度为限，若有不适请及时揭去。
2. 敷贴时禁食生冷、油腻及辛辣刺激性食物。
3. 过敏体质的小儿慎用。

小儿腹泻

几乎每个小儿都发生过腹泻，尤其是2岁以内的孩子较常见。其实，腹泻不完全是一种疾病，也可以说是一种症状。必须提醒家长的是，不要急着给孩子吃止泻药，除非是在医生的指导下。腹泻并不完全是坏事，它可以被视为人体为了抵御感染而产生的一种保护性反应，如果过早使用止泻药，就会挫伤身体的这种防御能力。那么，腹泻时，我们能为孩子做些什么呢？观察大便的性状：如果是水样便，每次量很多，或有黏液或血丝，请立即就医（另外，孩子若有严重呕吐、精神状态差，也请立即去医院）。及时给孩子补水：腹泻容易导致脱水，请让孩子喝点淡盐水或补液盐。腹泻时不需要禁食，但应以清淡食物为主，可以吃点粥、面条等。

出处：民间验方

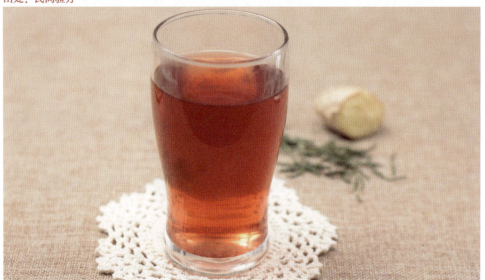

偏方1 / 绿茶生姜饮
适用于寒凉引起的小儿腹泻

材料
绿茶3克，生姜1片，白糖20克，盐2克。

做法
将绿茶、生姜放入锅中，加适量清水，小火煎煮5~10分钟，加白糖、盐调味即可。

用法：每日1次，连服3日。
适用人群：因寒凉引起腹泻的儿童。

温馨提示
1. 风热感冒者、阴虚体质者忌用，否则易加重症状。
2. 睡前1小时内最好不要饮用，否则易影响睡眠。
3. 空腹忌用，否则会冲淡胃液，妨碍消化。

小偏方大功效
绿茶有抑菌、收敛的作用，生姜可解表散寒、温中止呕。这款绿茶生姜饮能有效缓解肠胃不适、驱散寒气，适用于寒凉引起的腹胀、腹泻。

现代研究发现
姜含有姜辣素等成分，有解表镇痛、杀菌消炎的功效；绿茶含有的茶多酚可抗菌消炎、收敛固涩。二者合用，对消炎止泻有明显效果。

类似小偏方
生姜捣成泥，敷于脐部，用纱布固定，每日1次，连用2~3日，可温中散寒，同样适用于因寒凉引起的小儿腹泻。

偏方 2 / 熟苹果泥
治消化不良所致的腹泻

出处：民间验方

材料
苹果1个。

做法
将苹果洗净，去皮、去核，切成小丁，放入容器中，隔水蒸 20～30 分钟，捣烂成泥。

用法：每日1剂，分 2～3 次吃完。
适用人群：消化不良、腹泻、口渴、不思饮食儿童。

温馨提示
选购不同种类的苹果，让孩子在口感上有新鲜的变化，更爱吃。

小偏方大功效
苹果生吃治便秘，熟吃治腹泻。苹果富含的果胶是个"两面派"，未经加热的生果胶有软化大便、缓解便秘的作用，煮过的果胶具有收敛、止泻的功效。

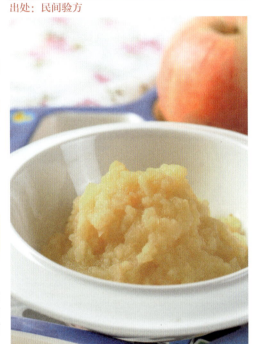

偏方 3 / 焦米汤
改善小儿腹泻有奇效

出处：民间验方

材料
粳米 30 克，白糖适量。

做法
粳米洗净、晾干，放入锅中，用小火炒至焦黄，加入适量清水煮粥，粥熟后加少许白糖调味。取米汤，装入碗中；若孩子较小，则装入奶瓶中。

用法：温热饮用，每日 2～3 次。
适用人群：因积食引起腹泻的儿童。

温馨提示
服用时需禁食富含脂肪、蛋白质的食物，否则易加重腹泻。

小偏方大功效
粳米中含有淀粉，炒焦后的淀粉能吸附肠黏膜上的有害物质，促进其排出体外。焦米汤对改善腹泻、恢复肠胃功能十分有益。

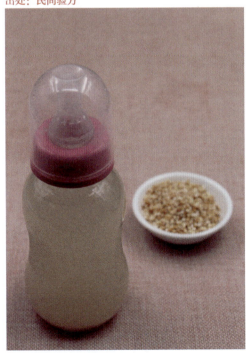

小儿遗尿

小儿遗尿是指孩子5岁以后仍存在日间或夜间小便不能自控，有尿湿裤子或床铺的现象。小儿遗尿的表现千差万别，但需要特别注意的是，遗尿的孩子中有不少人存在注意力不集中、睡眠障碍、性格内向、脾气差、自控力差、肥胖等问题，应引起足够重视。当然，家长也不必过于紧张，因为90%以上的小儿遗尿都属于功能性的，即由于遗传因素加上对孩子排便训练不当造成的，只要治疗得当就能痊愈。只有小部分的小儿遗尿是神经系统、内分泌系统或泌尿系统疾病引起的。总之，无论是什么原因引起的小儿遗尿，都应该带孩子及时就医，否则遗尿持续时间过长，容易对孩子的身心造成损害。

出处：《本草纲目》

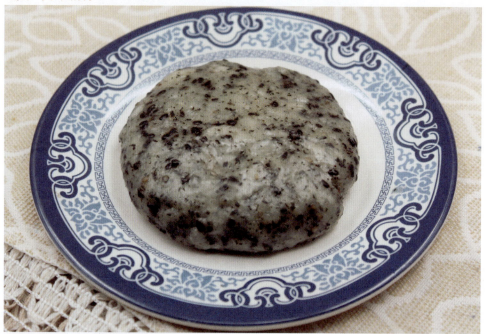

偏方1 / 韭菜籽饼
妙用偏方治遗尿

材料
韭菜籽10克，面粉60克。

做法
将韭菜籽洗净、晾干，研磨成末，加入面粉、适量清水，揉成饼状，隔水蒸20分钟即可。

用法：每日早晚各1次，连吃5日。
适用人群：小儿遗尿者。

> **温馨提示**
> 1. 不宜与鸭肉同食。
> 2. 韭菜籽有温阳的功效，阴虚体质者忌用。

小偏方大功效
韭菜籽味辛甘、性温，有温补肝肾、助阳固精的功效，适用于治疗阳痿遗精、腰膝酸痛、遗尿尿频、白浊带下。

类似小偏方
韭菜籽10克洗净、晾干，研磨成末，与100克粳米一起煮粥。粥熟后，可加少许白糖调味，同样对改善小儿遗尿有效。

偏方 2 / 鸡蛋白胡椒
温中散寒，防治遗尿

材料

鸡蛋1枚，白胡椒粒7粒。

做法

将鸡蛋一端敲个小孔，放入白胡椒粒，用纸封住小孔，隔水蒸10分钟。

用法： 每日1个，5日为1疗程。
适用人群： 小儿遗尿者。

温馨提示

1. 最好每天只给孩子吃1个鸡蛋，食用过多易增加肾脏负担。
2. 白胡椒气味芬芳、有刺激性，阴虚体质者忌食。

小偏方大功效

中医认为，小儿遗尿为肾气不足、下元虚寒或病后体虚所致。胡椒味辛、性温，有良好的温中散寒的作用。这款偏方可健脾胃、除寒湿，常被用于防治小儿遗尿。

出处：民间验方

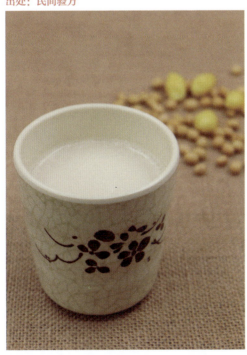

出处：民间验方

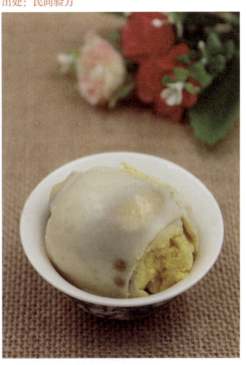

偏方 3 / 白果豆浆
治小儿遗尿效果好

材料

白果（银杏）1～5颗，豆浆1碗。

做法

白果去壳、去心，洗净后捣碎，放入带盖的碗内；豆浆放入锅中加热，煮沸后立即倒入盛白果的碗内，加盖闷10分钟，滤出白果渣，留汁即可。

用法： 温热饮用，每日1剂，5日为1疗程。
适用人群： 小儿遗尿者。

温馨提示

1. 每1岁用1颗白果，最多不超过5颗。
2. 白果有小毒，不宜生吃、多吃，也不可长期食用。
3. 豆浆一定要煮沸5分钟才能喝。

小偏方大功效

白果熟食温肺益气、定喘嗽、缩小便、止白浊，与健脾养胃、补虚益气的豆浆搭配，对小儿遗尿有良好疗效。

小儿夜啼

哭是宝宝的一种本能反应。小儿语言功能尚未发育完善，感到不舒服的时候只能通过啼哭来表达。引起宝宝夜哭的原因有很多，如饿了、渴了、尿布湿了、身体过冷或过热等，家长只要满足宝宝的需求即可。但如果发现以上原因都不是，就要考虑是不是宝宝身体不舒服了。脾胃虚寒引起的夜啼表现为：宝宝一到晚上就哭，脸色发白，腹部发凉，食欲不佳，大便稀。心热受惊引起的夜啼表现为：宝宝脸颊发红，梦中易惊醒，大便干。积食引起的夜啼表现为：喂食过饱造成宝宝胃部食物消化不畅或来不及消化，引起胃胀气，甚至吐奶。当遇到宝宝夜啼时，一定要仔细观察，读懂宝宝的心事。

出处：《中草药学》

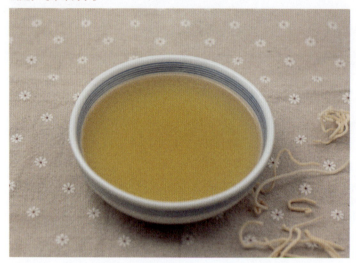

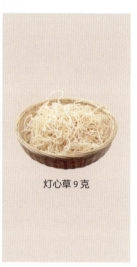

灯心草 9 克

偏方 1 / 灯心草汤
帮小儿告别"夜哭郎"

材料
灯心草 9 克。

做法
将灯心草洗净，放入砂锅中，加适量清水煎煮 30 分钟，倒出药汁；再加入沸水，继续煎煮 20 分钟，滤渣取汁，两次汁液合并，备用。

用法： 每日 1 剂，分 2 次饮尽。
适用人群： 小儿夜啼者。

小偏方大功效

灯心草味甘淡、性微寒，有清心火、利小便的功效，常用于治疗小儿夜啼、心烦不寐、尿少涩痛。

类似小偏方

灯心草、芝麻油各适量，将灯心草蘸芝麻油点火烧成灰。将灯心草灰涂抹于小儿两眉毛上，每晚睡前涂抹 1 次。

温馨提示

脾胃虚寒、阳虚及气虚体质者忌用。

偏方 2 / 蛋粉粥
改善小儿夜啼很灵验

材料
鸡蛋壳适量，粳米 50 克。

做法
鸡蛋壳洗净、晾干，放入锅中，用小火炒成黄色，研成细末，装瓶备用；粳米洗净，放入锅中加适量清水，熬煮成粥。

用法：每次取蛋粉 1.5 克，放在粥里拌匀食用，每日 2 次。
适用人群：小儿夜啼、不思饮食者。

小偏方大功效
这款蛋粉粥制作简便，对小儿夜啼、不思饮食、大便稀薄等有食疗作用。

出处：民间验方

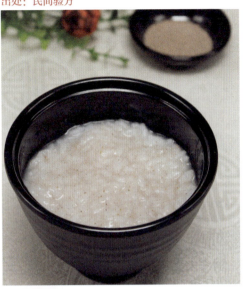

温馨提示
如果在服用过程中孩子出现不适，请立即停止服用。

出处：民间验方

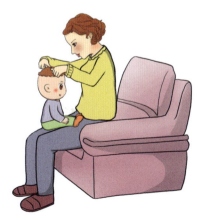

偏方 3 / 按揉四神聪
主治夜啼、烦躁不安

穴位位置：先找到头顶的百会穴（头顶正中线与两耳尖连线的交叉处），再于百会穴前、后、左、右各 1 寸处取穴，共 4 穴为四神聪穴。（图中标点位置为四神聪穴）
按摩方法：按摩时妈妈把孩子抱在怀里，宝宝面对妈妈。妈妈用双手拇指按揉，先按左、右神聪穴，再按前、后神聪穴，由轻至重，交替进行。

用法：每个穴位按揉 50 ~ 100 次。
适用人群：小儿夜啼、头痛、烦躁不安者。

小偏方大功效
按揉四神聪穴可促进头部血液循环、增加大脑供血，起到助眠安神、醒神益智、清头明目、消除疲劳等作用。

温馨提示
按揉时，室温宜保持在 25℃，可以放一些柔和的音乐，帮助宝宝放松。

小偏方大健康　小病小痛全跑光

下篇　不同人群小偏方

天生丽质虽然抢眼，但若没有健康作为支撑，则这种美丽很容易消失，因此健康的女人才更美丽。书中专为女性精心挑选了很多护理小偏方，让那些烦人的妇科问题一扫而光！

Part6
女性护理小偏方
妇科问题一扫光

月经不调

简单来说，月经不调是指月经周期不准时（推迟或提前）、月经量不正常（过多或过少）、月经血色有问题（或深或浅）。那么，正常的月经是怎样的呢？月经周期：28～35天，偶尔提前或延迟3～5天都属正常。月经时间：持续2～7天，多数人的月经持续3～5天。月经量：80～100毫升，通常第一天经血不多，第二、三天增多，以后逐渐减少。月经颜色：呈暗红色、不凝固。导致月经不调的因素很多，比如不良的生活习惯（经期受寒，会导致月经过少；吸烟、滥用避孕药，都会干扰月经正常的生理过程）、长期心情压抑或压力过大、内分泌紊乱、某些器质性疾病（如卵巢、子宫、宫颈疾病）等。可以说，月经是女性身体健康的晴雨表，如果出现月经不调的情况，不要慌张，请及时到医院查明原因，正确处理。

出处：民间验方

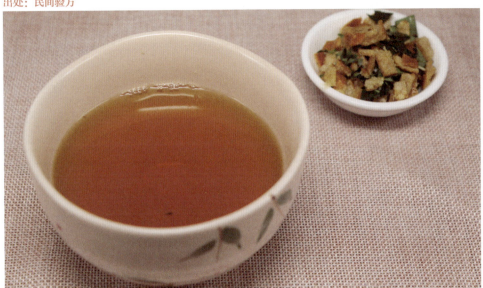

偏方1 / 陈皮橘叶茶
让月经不再迟到

材料

陈皮、新鲜橘叶各15克。

做法

将陈皮、橘叶分别洗净、沥干、切碎，一起放入砂锅中，加入适量清水，大火煮沸后改小火煎煮20分钟，滤渣取汁。

用法： 每日早晚各服1次。
适用人群： 气滞血瘀导致的月经延迟者。

温馨提示

1. 气滞血瘀导致的月经延迟多表现为：月经推后，经血呈紫红色或有血块，常伴有小腹、胸胁疼痛或乳房胀痛。
2. 气虚体质及阴虚燥咳者忌用。

小偏方大功效

陈皮可理气健脾、燥湿化痰；橘叶味苦辛、性平，有疏肝行气、化痰散结的功效。二者搭配可行气活血，适用于气滞血瘀导致的月经延迟。

类似小偏方

据《本草再新》记载，丝瓜可通经络、和血脉。不少书籍中都有用丝瓜来调节月经不调的偏方。例如，取丝瓜络1个，加1碗清水煎服，可调理月经不调；取老丝瓜1个，烧干后研成末，每次服9克，可改善月经过多。

出处：民间验方

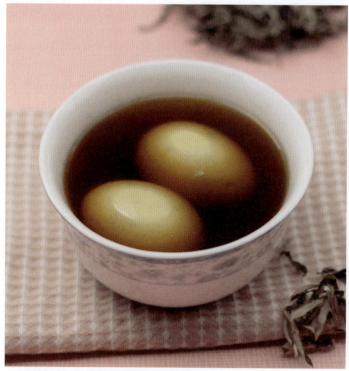
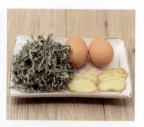
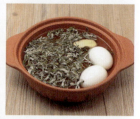
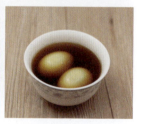

偏方 2 / 艾叶生姜煮蛋
改善体寒引起的月经延迟

材料

艾叶 9 克，生姜片 15 克，鸡蛋 2 枚，红糖适量。

做法

鸡蛋洗净、煮熟、去壳。将艾叶、生姜片、鸡蛋一起放入砂锅中，加适量清水煮 10 分钟，加入红糖继续煮 2 分钟，滤渣留汁和鸡蛋即可。

用法：吃蛋喝汤，月经前 7 天服用，每天 1 次，连喝 3～5 天。
适用人群：体寒导致的月经延迟者。

温馨提示

1. 体寒导致的月经延迟表现为：月经推后，经血呈暗红色，且量较大，常伴有面色青白、四肢冰冷。
2. 阴虚内热者忌用，否则易加重症状。

小偏方大功效

这个偏方来源于古方《艾姜汤》。艾叶能暖气血、温经脉，可用于治疗女性气血寒滞、腹中冷痛；生姜可祛脏腑沉寒，可促进消化、温中止呕；再加入鸡蛋、红糖，有不错的活血化瘀、扶正祛寒的功效。

类似小偏方

取 20 克生姜，洗净后连皮切成片；10 枚红枣洗净。将姜片、红枣一起放入锅中，加适量清水煎煮 15 分钟，加少许红糖调味，取汁代茶饮用。

偏方 3 / 地黄益母酒
治血瘀所致的月经不调

材料
生地黄6克，益母草10克，黄酒200毫升。

做法
将生地黄、益母草切碎，放入碗中，倒入黄酒，隔水蒸20分钟，滤渣留汁，装瓶备用。

用法：每日1～2次，每次20毫升。
适用人群：血瘀所致的月经过多者（表现为色紫黑，有血块，常伴有小腹疼痛）。

小偏方大功效

生地黄味甘苦、性寒，可清热凉血、养阴生津；益母草味辛苦、性微寒，可活血调经、利尿消肿、清热解毒。这款地黄益母酒有良好的活血调经作用，适用于血瘀所致的月经过多。

出处：《圣济总录》

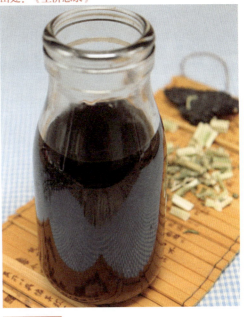

温馨提示
脾胃虚寒、腹满便溏、阳虚体质者忌用。

出处：民间验方

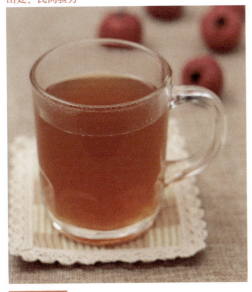

偏方 4 / 山楂红糖饮
调理月经稀少的良方

材料
新鲜山楂100克，红糖25克。

做法
山楂洗净，切成小块放入锅中，加适量清水煮至山楂熟烂，加入红糖继续煮10分钟即可。

用法：经前3～5天开始服用，每天早晚各50毫升，直至经后3天停止。
适用人群：气滞血瘀所致的月经量少者。

小偏方大功效

山楂的味道酸酸甜甜，可以行气、活血、化瘀；"女人不可百日无糖"，指的就是红糖，它有补脾暖胃、活血散瘀的功效。这款山楂红糖饮制作简单，经常被用来调理气滞血瘀所致的月经过少。

温馨提示
1. 山楂可行气耗气，气虚体质者慎用。
2. 红糖虽好，阴虚火旺、痰湿体质者不宜多食。

偏方 5 / 玫瑰花茶
调经止痛，理气解郁

材料
玫瑰花 15 克，冰糖适量。

做法
将玫瑰花、冰糖放入杯中，用沸水冲泡，加盖闷 10 分钟即可。

用法： 代茶饮用。
适用人群： 月经稀少、经期心情不佳者。

小偏方大功效
玫瑰花味甘、微苦，性温，具有理气解郁、活血散瘀、调经止痛等功效，可有效改善月经不调、经期情绪低落。

类似小偏方
玫瑰花 15 克，红枣 4 枚，一起放入杯中用沸水冲泡，代茶饮用。

出处：民间验方

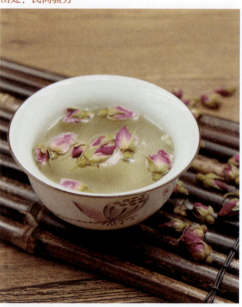

温馨提示
1. 玫瑰花活血化瘀作用较强，月经量过多者忌用。
2. 玫瑰花有收敛作用，便秘者不宜饮用。

出处：民间验方

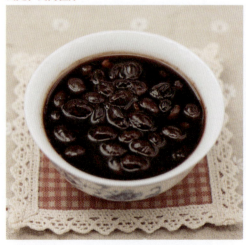

偏方 6 / 黑豆红花饮
活血通经，散瘀止痛

材料
黑豆 50 克，红花 5 克，红糖适量。

做法
黑豆洗净，用清水浸泡 3 小时；红花洗净。砂锅中加适量清水，放入黑豆、红花，大火煮沸后改小火炖至黑豆熟烂，加适量红糖调味即可。

用法： 趁热食用，每日 1 剂。
适用人群： 因血脉瘀阻引起的闭经、小腹胀痛者。

小偏方大功效
红花味辛、性温，具有较好的活血通经、散瘀止痛的功效。红花与可益精养血的黑豆搭配，能滋补脾肾，改善因血脉瘀阻引起的闭经。

温馨提示
1. 月经过多者、有出血性疾病者忌用红花。
2. 尿酸过高、痛风者忌食豆类食物。

痛经

一提到痛经，很多女性都深有感触。痛经是指女性在经期及其前后出现小腹或腰部疼痛，甚至痛及腰骶的情况。痛经随月经周期而发作，还常伴有恶心呕吐、冷汗淋漓、手足冰冷、面色苍白，严重影响正常生活。很多女性的痛经是因寒性体质、气血虚弱、气滞血瘀等引起的，与不良的作息规律、盲目减肥、受凉受寒、精神压力过大等也有关系。那么，痛经该如何缓解呢？适当多吃新鲜的蔬菜、水果、瘦肉、鱼肉等，少吃过甜或过咸的食物，禁酒、少饮咖啡和茶，膳食均衡、搭配合理，有助于缓解痛经；不仅是经期，平时也要注意保暖，常洗温水浴，用暖水袋热敷腹部也是不错的选择；加强锻炼、练习瑜伽同样可以改善痛经。此外，以下小偏方对痛经者有益。

出处：民间验方

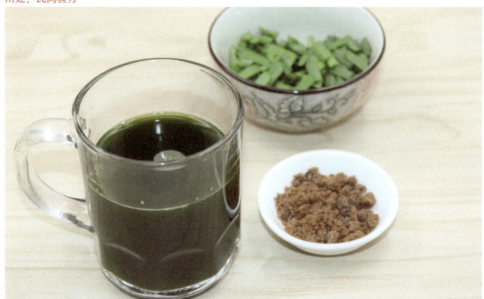

偏方 1 / 韭糖饮
可治气血两虚型痛经

材料

韭菜 300 克，红糖 100 克。

做法

将韭菜洗净、沥干，切碎后捣烂取汁；红糖放入锅中，加适量清水，煮沸至糖化开，倒入韭菜汁即可。

用法：每日早晚各 1 次，连服 2～3 日。
适用人群：因气血两虚而痛经的女性（表现为小腹隐痛，喜按揉，月经色淡量少，常伴有疲倦乏力、面色苍白、舌淡苔薄）。

温馨提示

1. 韭菜能导泻，肠胃不好、消化不良者宜少吃。
3. 韭菜是公认的"壮阳草"，阴虚体质者忌食。

小偏方大功效

韭菜味辛、性温，可温中行气、散瘀解毒、补肾助阳；《随息居饮食谱》记载红糖"散寒活血，舒筋止痛"。这款韭糖饮对气血两虚所致的痛经有良好疗效。

类似小偏方

高丽参可滋养气血，能较好地改善女性气血两虚的状况。具体方法：取高丽参3克，切成薄片，放入杯中加沸水冲泡 10～15 分钟，代茶饮用。

偏方 2 / 生姜甘草汤
改善寒性体质所致的痛经

材料
生姜20～30克，红枣6枚，吴茱萸10克，甘草5克。

做法
生姜洗净，切成片；红枣洗净、去核，切成块；吴茱萸、甘草洗净，沥干。将姜片、红枣、吴茱萸、甘草放入砂锅中，加适量清水，煎煮30分钟，滤渣取汁。

用法：月经来潮前1～2日服用，痛经缓解则停，每日3次。

适用人群：因寒性体质而痛经的女性（表现为小腹冷痛，得热痛减，月经量少，色暗淡，常伴有腰腿酸软、小便清长、舌苔白润）。

小偏方大功效
生姜可解表散寒、温中止呕，红枣能补中益气、养血安神，吴茱萸可散寒止痛、降逆止呕，甘草能补脾益气、清热解毒、缓急止痛、调和诸药。这款汤有不错的温中散寒、止痛止呕作用，十分适合寒性体质的痛经者服用。

出处：《伤寒论》

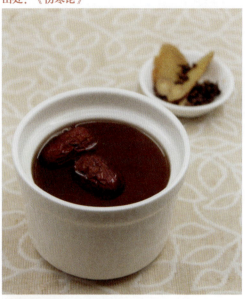

温馨提示
1. 阴虚体质者忌食生姜，否则会耗气伤阴。
2. 经常口干、眼干、皮肤干、心烦易怒、睡眠不佳者慎用。

出处：民间验方

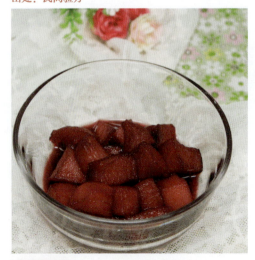

温馨提示
如果喜欢吃甜的，可以加适量蜂蜜调匀，当甜点来吃。

偏方 3 / 红酒炖苹果
缓解痛经不用愁

材料
苹果2个，红酒适量。

做法
苹果去皮、洗净，切成小块，放入锅中，倒入红酒，刚好浸没苹果即可，用小火炖煮20分钟，然后静置2小时。

用法：喝红酒吃苹果，每日1次，经前1周连续服用。
适用人群：各种类型的痛经者。

小偏方大功效
红酒具有通经活络的作用，是缓解痛经的好选择。苹果富含维生素B_6，对痛经有疗效；还富含黄酮类化合物，可调节血脂、扩张血管、解除痉挛；含有糖及锌、镁等矿物质，有良好的镇定安神作用。红酒炖苹果是缓解痛经的常用食疗方。

白带异常

白带是女性生殖系统健康的"晴雨表"。正常的白带呈乳白色或无色透明，有时黏稠，无异味，对女性的健康是有益的，能起到自净的作用。如果白带的颜色改变、味臭、量多、呈脓性状，则可能是身体发出的警报，预示着某些妇科疾病的发生。中医对白带异常有着详细的分型。肝火型：白带量多，颜色黄，有臭味，舌苔黄腻，常伴有月经量增多；脾虚型：白带量多，色白，无异味，常伴有畏寒、尿频；湿热型：白带颜色黄稠，甚至夹有血丝，味道恶臭，常伴有大便秘结、小腹疼痛；肾虚型：白带长期量多，色白清冷如水，常伴有腰膝酸软、头晕耳鸣。如果遭遇白带异常，不仅要及时就医、注意清洁，还要避免盆浴、不穿紧身裤及节制性生活。

出处：民间验方

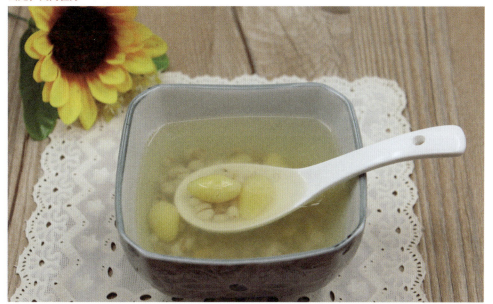

偏方 1 / 三仁汤
治湿热型白带异常

材料

白果仁10颗，薏米50克，冬瓜仁50克。

做法

白果仁、薏米、冬瓜仁洗净、沥干，一起放入砂锅中，加适量清水，大火煮沸后改小火熬煮成粥即可。

用法： 温热服食，每日1次。
适用人群： 湿热型白带异常者。

温馨提示

1. 白果有小毒，不宜生吃、多吃。
2. 脾胃虚寒、尿多、阳虚体质者忌用。

小偏方大功效

白果仁可敛肺定喘、止带缩尿，常用于治疗痰多喘咳、带下白浊、遗尿尿频；薏米可利水渗湿、健脾止泻、除痹排脓、解毒散结，冬瓜仁可清热利尿、消肿排脓。这款三仁汤对湿热型白带异常有良好的改善作用。

类似小偏方

莲藕汁半碗，鸡冠花30克，红糖适量。将鸡冠花加适量水煎煮10分钟，滤渣取汁，放莲藕汁与其调匀，加入红糖调味即可。

偏方 2 / 白扁豆山药茶
治脾虚型白带异常

出处：民间验方

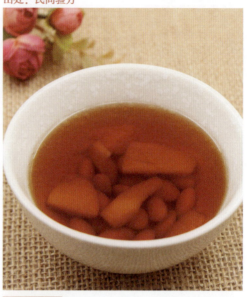

材料

白扁豆、山药各 30 克，红糖适量。

做法

白扁豆洗净、去皮，放入碗中，加适量清水浸泡 1 小时；山药去皮、洗净，切成段。将白扁豆放入锅中，加适量清水，小火炖煮 15 分钟，加入山药继续煮 30 分钟，加红糖调味即可。

用法：温热服食，每日 2 次。
适用人群：脾虚型白带异常者。

小偏方大功效

白扁豆味甘、性微温，可健脾化湿，常用于治疗脾虚泄泻、白带过多；山药味甘、性平，可补脾养胃、生津益肺、补肾涩精，常用于治疗脾虚食少、泄泻便溏、白带过多。这款白扁豆山药茶健脾化湿的功效显著。

温馨提示

1. 《食疗本草》记载，白扁豆"患冷气人勿食"，即手脚冰凉、面色发青、腹泻畏寒等寒性体质者忌食。
2. 胸腹胀满、大便干燥、便秘者忌食山药。

偏方 3 / 白胡椒粉红糖鸡蛋汤
治肾虚型白带异常

出处：民间验方

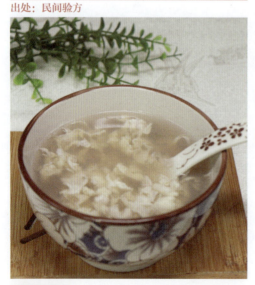

材料

白胡椒粉 1 克，鸡蛋 1 枚，红糖适量。

做法

砂锅中加适量清水煮开后，打入鸡蛋煮熟，出锅前放入白胡椒粉和红糖即可。

用法：趁热服食，每日 2 次。
适用人群：肾虚型白带异常者。

小偏方大功效

白胡椒粉可温中散寒，对脾胃有益；红糖有活血功效，鸡蛋具有滋阴养血的功效。三者合用，是肾虚型白带异常者的食疗佳品，同时可以滋阴补阳。

温馨提示

该方选材均药食两用，适用于所有人，有风寒感冒者食用甚佳。

阴道炎

生活中，很多女性朋友被妇科病困扰，而阴道炎就是较高发的一种。正常健康的阴道有着自然防御功能，当这种功能被破坏，病原体入侵或阴道内的致病菌大量繁殖，就会诱发炎症，从而出现瘙痒、白带增多、脓状白带等症状。除了要积极治疗，务必做好日常护理。注意个人卫生，保持外阴清洁干燥，避免抓挠，勤换内裤；多吃富含抗氧化剂的食物（胡萝卜、菠菜、西蓝花、猕猴桃、小米、燕麦、紫菜、番茄、豆类），以利于增强免疫力、抗感染；加强锻炼，增强体质；最后，积极乐观是抵御疾病的好方法。

出处：民间验方

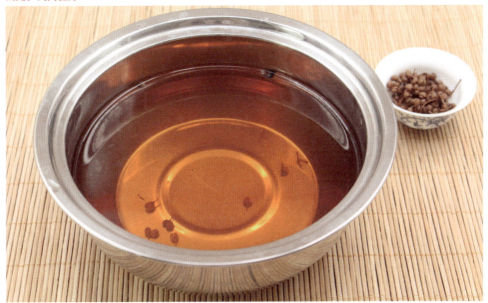

偏方 1 / 花椒水熏洗
告别外阴瘙痒

材料
花椒粒 30 克。

做法
将花椒粒放入锅中，加 2000 毫升清水，小火煎煮，至水剩 1500 毫升时，滤出药液，倒入盆中备用。

用法：先用热气熏外阴，待温度降至适宜时坐浴 20 分钟。每日 2 次，10 日为 1 疗程。
适用人群：阴道炎引起的外阴瘙痒者。

> **温馨提示**
> 1. 药浴期间不要用洗液，并且忌食鱼、虾等腥味食物。
> 2. 挑选花椒以籽小、外壳浅紫色的为佳。
> 3. 温度降至 35～40℃时再坐浴。

小偏方大功效

花椒常被用于止痒，在我国古代的各种本草典籍中多有收录。花椒味辛、性温，有温中止痛、杀虫止痒的作用。《中国药典》指出，花椒外治湿疹瘙痒。

现代研究发现

花椒有杀菌、消毒、止痒、止痛、消肿等作用，对于多种细菌，特别是皮肤表面的细菌有很好的抑制作用。另外，药理试验发现，对于引起阴道炎的常见原因——滴虫，花椒煎水的浓度只要达 3% 以上就有明显的杀虫效果。

偏方 2 / 鲜桃树叶洗液

治滴虫性阴道炎

材料
鲜桃树叶 50 克。

做法
桃树叶洗净，放入锅中，加 1000 毫升清水，大火煮沸后改小火煎煮 20 分钟，滤出药汁，倒入盆中备用。

用法： 待温度降至 35～40℃后，用汁液冲洗阴道。每日 1 次，5 次为 1 疗程。
适用人群： 滴虫性阴道炎患者。

小偏方大功效
桃树叶味苦辛、性平，有清热解毒、杀虫止痒的功效。用鲜桃树叶煎水冲洗，对滴虫性阴道炎患者有益。

类似小偏方
取鲜桃树叶 50 克、灰藋子 25 克，洗净后加水煎煮 20 分钟，取煎液冲洗阴道，每日 1 次。

出处：民间验方

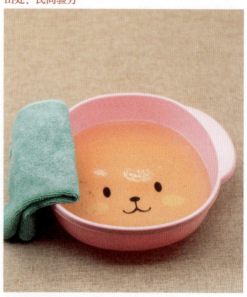

温馨提示
1. 尽量保持外阴清洁、干燥，勤换内裤。
2. 冲洗外阴后，最好涂抹温和的护肤乳液。

偏方 3 / 百部乌梅汤

清热、利湿、杀虫

材料
百部 15 克，乌梅 30 克，白糖适量。

做法
将百部、乌梅洗净，放入砂锅中加适量清水，小火煎煮 30 分钟，去渣留汁，加少量白糖调味即可。

用法： 温热服食，每日 1 剂，分 2～3 次服完，连服 3～5 日。
适用人群： 湿热型滴虫性阴道炎患者，带下黄稠、有异味、阴部瘙痒者。

出处：民间验方

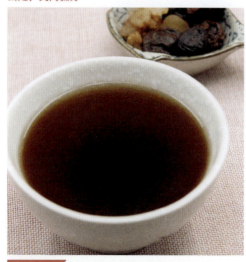

温馨提示
1. 感冒发烧、咳嗽多痰、胸膈痞闷及肠炎患者忌食乌梅。
2. 消化不良、大便溏泄者不宜用百部。

小偏方大功效
百部味甘苦、性微温，可润肺止咳、杀虫灭虱；乌梅味酸涩、性平，可敛肺涩肠、生津利湿。这款汤有良好的清热、利湿、杀虫的功效。

宫颈炎

宫颈炎是女性的一种常见病,分为急性和慢性两种。急性宫颈炎多是不良的生活习惯、不洁的性生活、清洁过度等导致的,主要症状为白带呈脓性,腰酸及下腹部不适,伴有尿频、尿急、尿痛等症状;慢性宫颈炎多为急性宫颈炎治疗不彻底,病原体侵入而引发感染,常表现为宫颈糜烂,主要症状为白带呈乳白色或微黄色,或为黏稠状脓性,有时为血性或夹有血丝。女性患者要配合医生积极进行治疗,否则不仅会危害身心健康,严重时还会导致不孕。

出处: 民间验方

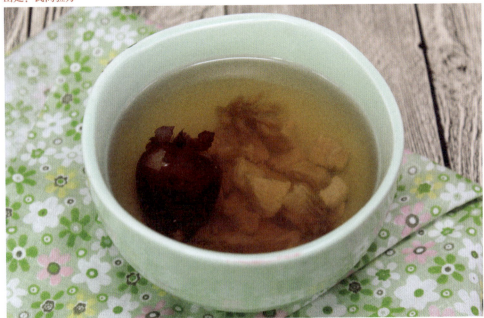

偏方 1 / 鸡冠花瘦肉汤
清热、利湿、止带

材料
鸡冠花 20 克,猪瘦肉 100 克,红枣 10 枚,盐适量。

做法
鸡冠花洗净;红枣洗净,去核;瘦猪肉洗净,切成小块。将鸡冠花、瘦肉块、红枣放入砂锅中,加适量清水,大火煮沸后改小火炖煮 30 分钟,加少许盐调味即可。

用法: 每日 1 次。
适用人群: 宫颈炎患者。

温馨提示
鸡冠花有白色、红色两种,白色的以渗湿清热为主,治白带;红色的不仅能清热利湿,还可治赤白带,使用时可根据症状灵活选用。

小偏方大功效
鸡冠花味甘涩、性凉,具有收敛止血、止带止痢的作用,常用于治疗赤白带下、久痢不止。这款汤是宫颈炎患者的常用食疗方,有良好的清热、利湿、止带的作用。

类似小偏方
取猪瘦肉 200 克洗净、切成片;薏米 30 克洗净。将 30 克蒲公英与瘦肉、薏米一起放入砂锅中,加适量清水,炖煮至所有食材熟,加少许盐调味即可。

出处：民间验方

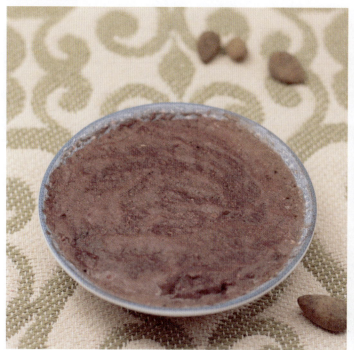
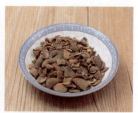
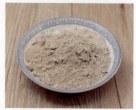
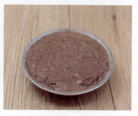

偏方 2 / 五倍子糊
改善宫颈糜烂

材料
五倍子 60 克。

做法
将五倍子放入碗中，研成细末，加少许清水拌匀成糊状，隔水蒸熟。

用法：清洁宫颈后，将药糊涂抹在患处，每日 1 次。
适用人群：宫颈糜烂者。

温馨提示
1. 不必一次用光，涂抹适量即可。
2. 也可将五倍子末与甘油调成糊后使用。
3. 涂抹时，可使用消毒棉签。

小偏方大功效
五倍子味酸涩、性寒，具有敛汗止血、收湿敛疮的作用，常用于治疗便血痔血、外伤出血、痈肿疮毒、皮肤湿烂。

现代研究发现
五倍子含有鞣酸，有沉淀蛋白质的作用，皮肤溃疡面、黏膜与其接触后，组织蛋白被凝固，形成一层保护膜，起到收敛的作用。研究发现，五倍子煎剂有良好的抑菌杀菌作用。

类似小偏方
取五倍子、苦参、金银花各 60 克，一起放入碗中捣成细末，加少许清水拌匀，隔水蒸熟。清洁宫颈后，将药糊涂抹在患处，每日 1 次。

出处：民间验方

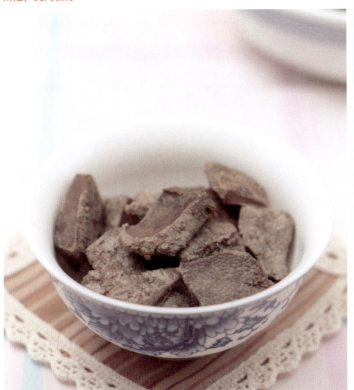

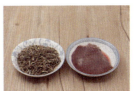
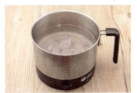
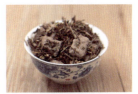
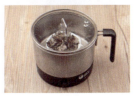

偏方 3 / 马鞭草蒸猪肝
宫颈糜烂常用食疗方

材料

马鞭草 30 克，猪肝 150 克，盐适量。

做法

马鞭草洗净，切成小段；猪肝洗净，切成片，用沸水汆烫。将马鞭草、猪肝一起放入碗中，加盐拌匀，隔水蒸 30 分钟，去掉马鞭草即可。

用法：每日 1 次，吃肝喝汤。
适用人群：宫颈糜烂者。

温馨提示

1. 若没有新鲜马鞭草，也可选用干品，用量为鲜草的一半。
2. 马鞭草有小毒，孕妇忌用。
3. 猪肝含有较多胆固醇，"三高"患者宜少食。

小偏方大功效

马鞭草味苦、性凉，可清热解毒、活血通络、利水消肿。这款马鞭草蒸猪肝是宫颈糜烂患者的常用食疗方。

类似小偏方

取马鞭草 15 克洗净，放入砂锅中，加入适量清水用小火炖 20 分钟；200 克猪肝洗净，切成片，入冷水锅中煮 5 分钟，撇去血沫；把煎好的马鞭草连汤倒入猪肝中，加葱、姜、盐，炖至猪肝熟即可。

乳腺炎

乳腺炎，就是发生在乳腺内的炎症。根据疾病的进程，可分为急性乳腺炎和慢性乳腺炎；根据发生的时期，又可分为哺乳期乳腺炎和非哺乳期乳腺炎。患乳腺炎初期，会有患侧乳房胀痛，有时可触及乳房肿块；随着炎症的发展，会出现局部皮肤红肿、体温升高。若治疗不及时，不仅上述症状会加重，还易局部形成脓肿，并有压痛。哺乳期女性是乳腺炎的高发人群，这与乳汁淤积、细菌入侵等因素有关。因此，哺乳期女性务必要注意预防乳腺炎，具体措施：按时哺乳，或定时吸奶；避免乳头损伤，若有损伤应及时治疗；保持乳房清洁，每次哺乳前后用温水清洗；注意宝宝口腔卫生，纠正含乳头睡觉等不良的哺乳习惯。

出处：民间验方

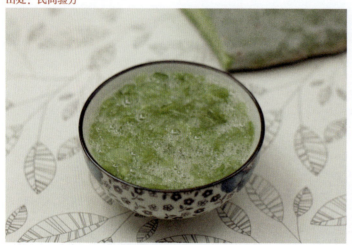

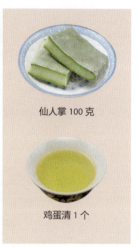

仙人掌 100 克

鸡蛋清 1 个

偏方 1 / 仙人掌外敷
清热解毒，消肿止痛

材料
仙人掌 100 克，鸡蛋清 1 个。

做法
将仙人掌去刺，切成小块，捣烂成泥。加入鸡蛋清，搅拌均匀，摊于纱布上。

用法：将准备好的纱布敷于患处，用胶布固定，每 6 小时更换 1 次。
适用人群：乳腺炎初期患者。

小偏方大功效
仙人掌味苦、性寒，有行气活血、清热解毒、消肿止痛等作用。

类似小偏方
取仙人掌 100 克，去刺后捣烂，与少许高度数白酒调匀，用纱布敷于患处，每日 2 次。

取仙人掌 100 克，去刺后捣烂，加入明矾 30 克、鸡蛋清 1 个，捣烂调匀后，用纱布敷于患处，每日 2 次。

温馨提示
此方只适用于乳腺炎初期，若炎症严重，乳房里已开始化脓，并伴有发热，需要立即进行抗感染治疗。

偏方 2 / 蒲公英粥
可治急性乳腺炎

材料
蒲公英 50 克，粳米 100 克，白糖适量。

做法
蒲公英、粳米分别洗净。将蒲公英放入砂锅中，加适量清水，煎煮取汁。将蒲公英汁、粳米一起放入锅中，熬煮成粥，加少许白糖调味即可。

用法： 每日早晚各 1 次。
适用人群： 急性乳腺炎患者。

小偏方大功效
蒲公英味甘苦、性寒，可清热解毒、消肿散结、利尿通淋，常用于治疗疔疮肿毒、乳痈、目赤、咽痛等。

类似小偏方
取 100 克蒲公英，捣烂，加入 1 个鸡蛋清调匀，用纱布敷于患处，每日 2 次。

出处：民间验方

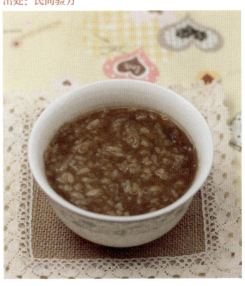

温馨提示
1. 脾胃虚寒、阳虚体质者慎用。
2. 服用蒲公英后，若出现瘙痒、面色苍白等过敏反应，请立即停用。

出处：民间验方

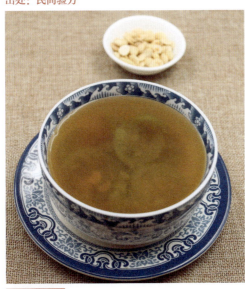

偏方 3 / 丝瓜桃仁糖浆
通络下乳

材料
丝瓜 200 克，桃仁 10 克，红糖 15 克。

做法
丝瓜去皮、洗净，切成片；桃仁洗净。将丝瓜、桃仁一起放入砂锅中，加适量清水，小火炖煮 30 分钟，放入红糖继续煮 2 分钟即可。

用法： 每日 3 次，连服 3 日。
适用人群： 乳腺炎初期患者、产后缺乳者。

小偏方大功效
丝瓜味甘、性凉，可清热化痰、凉血解毒，常用于治疗痰喘咳嗽、痔疮出血、月经不调、痈疽疮疡等；桃仁味苦甘、性平，可活血化瘀、润肠通便。二者与可活血散瘀的红糖搭配，尤其适合乳腺炎初期、产后缺乳、乳房胀痛的女性食用。

温馨提示
1. 丝瓜中含有大量汁水，烹饪时宜现切现做。
2. 丝瓜性凉，脾胃虚寒、腹泻者不宜多食。

出处：民间验方

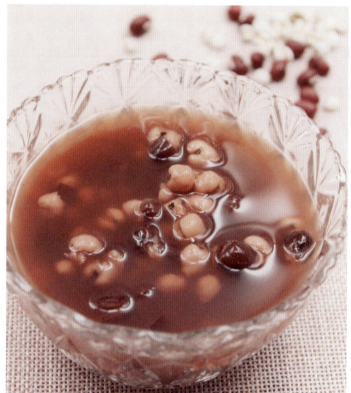
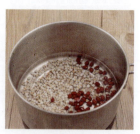
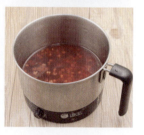
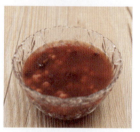

偏方 4 / 薏米红豆汤
有助于排痈肿脓血

材料

薏米、红豆各 30 克，白糖适量。

做法

薏米、红豆洗净，放入锅中，加适量清水浸泡 30 分钟，大火煮沸后改小火熬煮 40 分钟，加少许白糖调味即可。

用法：每日 1～2 次。
适用人群：急性乳腺炎患者。

温馨提示

1. 红豆具有利水的作用，尿频者不宜食用。
2. 薏米性微寒，脾胃虚寒者及阳虚体质者宜少吃。

小偏方大功效

薏米可利水渗湿、健脾止泻、除痹排脓、解毒散结；《本草纲目》记载，红豆可"治产难，下胞衣，通乳汁"。二者搭配煮汤，是急性乳腺炎患者的食疗佳品。

现代研究发现

薏米被誉为世界禾本植物之王，富含薏米油、膳食纤维、维生素 E 及钾、钙、镁、铁、锌、硒等矿物质，经常食用可增强身体的免疫力。

小偏方大健康　小病小痛全跑光

下篇　不同人群小偏方

　　不少男性患有口臭、脚气，还有很多男性有痔疮、阳痿、前列腺炎等难言之隐。建议在科学就医治疗的同时，试试书中的保健小偏方，如桂花柠檬水去口臭、花椒盐水除脚气、鱼腥草治痔疮、中药坐浴改善前列腺炎，等等。

Part7
男性保健小偏方
难言之隐不用慌

口臭

口臭，是指说话、呼吸时口腔发出的不良气味，分为生理性口臭和病理性口臭。生理性口臭是一种短暂现象，比如吃了洋葱、大蒜等刺激性食物，或者睡醒后口腔内发出的臭气，刷牙便能消除气味。病理性口臭的诱因则较多，如患有龋齿、牙龈炎、牙周炎等口腔疾病的人，口腔内滋生细菌而产生口臭；患有消化不良、胃肠疾病、便秘的人，食物糟粕无法排出体外，时间一长产生的臭气向上蒸发，于是便形成了口臭；此外，过度节食减肥、心理压力过大导致内分泌失调，也易引起口臭。有口臭不用慌，以下治疗口臭的小偏方，或许会有惊喜！

出处：民间验方

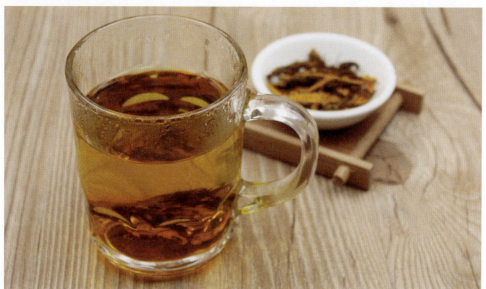

偏方 1 / 黄连水
治口臭，简单好用

材料
黄连 5 克，白糖适量。

做法
将黄连放入杯中，用沸水冲泡，加盖闷 10 ~ 15 分钟，加少许白糖调味即可。

用法： 分 2 次服用，每日早晚各 1 次。
适用人群： 胃火旺盛引起的口臭者。

温馨提示
1. 黄连为大苦大寒之品，容易伤胃，不宜过量或长期服用。
2. 脾胃虚寒、阳虚体质者忌用黄连。

小偏方大功效

脾胃消化功能不好，吃下去的食物容易化火，形成胃热，胃热熏蒸胃里无法消化的食物，且向上蒸发，由口而出形成口臭，治疗应理气降火。黄连擅长清胃热、泻胃火、理气化滞，适用于胃火旺盛引起的口臭。

类似小偏方

对于偶发性的口臭，可以在嘴里含生姜片快速去口臭，或者用生姜水漱口。

偏方 2 / 桂花柠檬水
唇齿留香告别口臭

出处：民间验方

材料
干桂花 30 克，柠檬 2 片，白糖适量。

做法
桂花洗净、沥干，放入碗中，加入适量白糖拌匀，隔水蒸 10 分钟，放凉装瓶，备用。

用法： 取做好的糖桂花 2 勺放入杯中，加入 2 片柠檬，用沸水冲泡，加盖闷 10～15 分钟，代茶饮用。
适用人群： 口臭者。

小偏方大功效

《国药的药理学》指出，桂花"治口臭及视觉不明"，与有清热化痰、生津止渴作用的柠檬搭配，不仅能强健脾胃，而且可有效去除口臭。

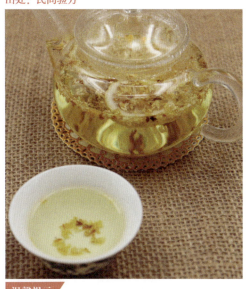

温馨提示
1. 柠檬一定要选择不苦的，切的时候尝一尝，不然会影响口感。
2. 桂花香气浓郁，不宜大量食用，否则易出现头晕、恶心等不适。

出处：民间验方

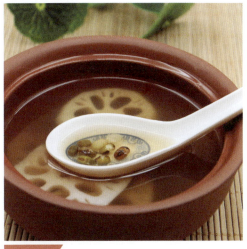

偏方 3 / 莲藕绿豆汤
健胃除臭的好选择

材料
莲藕 1 节，绿豆 20 克。

做法
莲藕洗净、去皮，切成片；绿豆洗净，用清水浸泡 2 小时。将莲藕片、绿豆一起放入砂锅中，加适量清水，大火煮沸后改小火炖煮 40 分钟。

用法： 每日 1 次，连吃 7 日。
适用人群： 舌苔厚黄的口臭者。

小偏方大功效

生藕性寒，有清热凉血散瘀的功效；熟藕性温，具有健脾开胃、益血止泻的作用。绿豆可清热消暑、利水解毒，与莲藕搭配煲汤，尤其适合口臭便秘者。

温馨提示
1. 绿豆性凉，舌苔白滑而黏腻者忌食，否则会加重症状。
2. 绿豆对脾胃虚寒者、阳虚体质者无益，需要谨慎食用。

脚气

有很多男士深受脚气的困扰。简单来说,脚气是真菌侵入脚部皮肤表层所致,如果不加治疗,不仅气味难闻,还容易引发灰指甲、手癣和甲癣等病。如果得了灰指甲,还可能传染给家人。因此,不要以为脚气只是微不足道的小毛病,要引起重视、及时治疗;另外,要注意日常护理。比如,保持脚部的清洁卫生,每晚睡前用热水洗脚,并擦干脚趾;选择透气性好的鞋,并经常更换,必要时半天更换一次;选择棉质、透气好、吸汗的袜子,并勤加换洗;不在公共场所(如健身房、更衣室、游泳池边)赤脚,以降低感染的机会;不吃辛辣刺激的食物,适当多吃新鲜的蔬菜和水果。

出处:民间验方

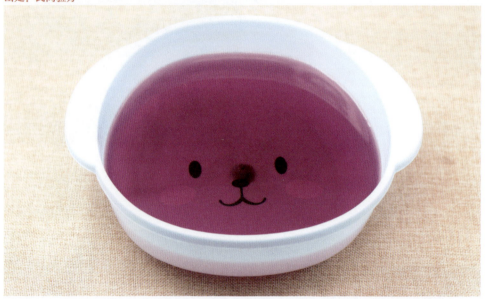

偏方1 / 洗脚水加高锰酸钾
治脚气效果佳

材料
高锰酸钾。

做法
洗脚盆里放入适量温水(温度45~50℃),按照1:5000的比例(高锰酸钾:水)配制高锰酸钾溶液,搅拌均匀,备用。

用法: 趁热洗脚,可浸泡15分钟。
适用人群: 脚气患者。

> 温馨提示
> 1. 15分钟即可,不要长时间浸泡。
> 2. 洗完脚后,可以涂抹脚气粉。
> 3. 症状缓解后,请继续使用1周巩固。

小偏方大功效
高锰酸钾溶液为玫瑰红色,可以杀灭细菌,是家庭必备的常用消毒药。治疗脚气,首要原则是杀灭真菌,用加了高锰酸钾溶液的温水洗脚非常适合。

类似小偏方
每天用淡盐水浸泡双脚(10分钟为宜),擦干双脚后,涂抹脚气粉即可。

偏方 2 / 花椒盐水
洗脚一周有奇效

材料
花椒 10 克，食盐 20 克。

做法
锅中加适量清水，放入花椒、食盐煎煮 10 分钟，将花椒盐水倒入洗脚盆里，放温至 45～50℃。

用法： 趁热洗脚，可浸泡 15～20 分钟，连洗 1 周。
适用人群： 脚气患者。

温馨提示
1. 花椒、食盐的比例为 1：2。
2. 脚部有溃疡者不宜使用。

小偏方大功效
花椒是常用调料，也是一味有效的中药，有散寒除湿、止痛杀虫等作用。花椒盐水洗脚，是验证有效的治脚气方法。

出处：民间验方

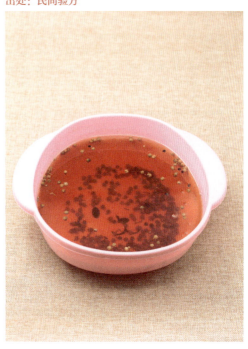

出处：民间验方

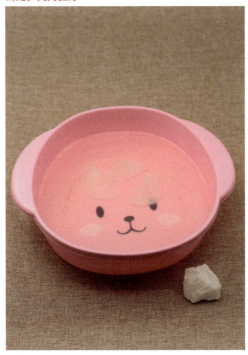

偏方 3 / 白萝卜加明矾
民间治脚气的常用方

材料
白萝卜 500 克，明矾 15 克。

做法
白萝卜洗净，切成片。锅中加 2500 毫升清水，放入白萝卜片、明矾一起炖煮 30 分钟，去渣留汁，倒入洗脚盆里，放温至 45～50℃。

用法： 趁热洗脚，可浸泡 15～20 分钟，连洗 5 日。
适用人群： 脚气患者。

温馨提示
1. 脚部有溃疡者，忌用明矾。
2. 脚气严重者，请及时治疗。

小偏方大功效
白萝卜煎汤外洗，是民间治脚气的常用方；加上具有解毒杀虫、燥湿止痒作用的明矾，则治脚气的功效更佳。

痔疮

痔疮是男性的常见病，是指肛门内、外突起的柔软肿物，是肛管处的静脉淤血、曲张而形成的。根据形成的部位不同，可分为内痔、外痔、混合痔，主要表现为便血、疼痛、突起和脱出、肛门潮湿和瘙痒、大便困难等。痔疮的诱发因素较多，久坐不动、便秘、长期饮酒、喜欢吃辛辣刺激性食物等是主要诱因。对于痔疮，日常护理十分重要，具体包括：改变不良的饮食习惯，多吃清淡的食物、多喝水、多吃高纤维的食物；避免久坐，适当参加运动；养成定时排便的好习惯，每天清晨喝杯温开水、按摩腹部等都有助于排便；肛门周围保持卫生，每天用温水清洗。此外，以下小偏方对改善痔疮也有益。

出处：民间验方

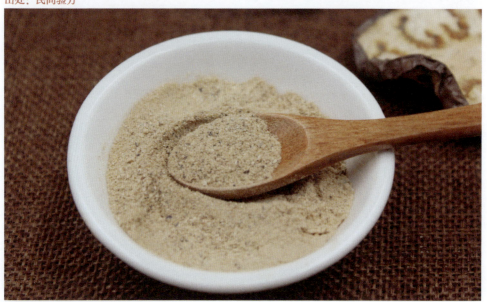

偏方 1 / 茄子末
改善内痔出血

材料
茄子1个。

做法
茄子洗净，切成片，晾干。将瓦片刷净，在火上烤热，把茄子片放在瓦片上慢慢烘焦，然后研成细末，备用。

用法：每次10克，温水送服，每日3次。
适用人群：内痔出血者。

温馨提示
1. 茄子性凉，脾胃虚寒者及阳虚体质者不宜多食。
2. 茄子中含有多种生物碱，对胃肠有刺激作用，因此不要过量食用，每天最多不要超过200克。

小偏方大功效
茄子味甘、性凉，有清热、活血、消肿的功效，对内痔出血有改善作用。

现代研究发现
茄子中含有维生素P，能增强人体细胞间的黏着力，降低毛细血管的脆性及渗透性，防止血管破裂出血，且能促进伤口愈合。

偏方 2 / 鱼腥草
内服外用治痔疮有奇效

出处：民间验方

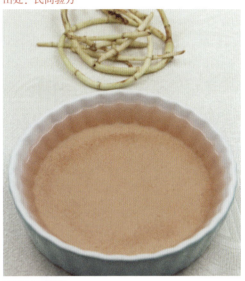

材料

鱼腥草 100 克。

做法

将鱼腥草洗净，放入砂锅中，加 300 毫升清水，小火煎煮 30 分钟，滤出药汁，倒入杯中。再次加入 500 毫升清水，小火煎煮 30 分钟，滤出药汁倒入盆中，备用。

用法：第 1 次滤出的药汁，每日分 3 次服用。第 2 次滤出的药汁，用纱布蘸取，擦洗患处，每日 2 次。
适用人群：内痔、炎性外痔、肛门瘙痒者。

小偏方大功效

鱼腥草味辛、性微寒，具有清热解毒、消痈排脓、利尿通淋等功效。用鱼腥草煎水熏洗，是治疗痔疮的常用方。

温馨提示

1. 鱼腥草性寒，脾胃虚寒、阳虚体质者忌服鱼腥草汤。
2. 过敏体质者、尿频者也要谨慎服用。

出处：民间验方

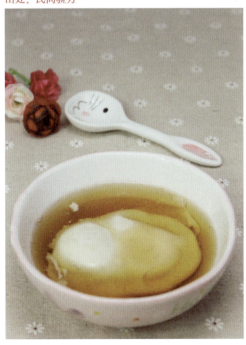

偏方 3 / 苦参煮鸡蛋
燥湿止痒治痔疮

材料

苦参 6 克，鸡蛋 2 枚，红糖适量。

做法

苦参洗净，放入砂锅中，加适量清水，小火煎煮 30 分钟，去渣留汁；将鸡蛋打入药汁中，再次煮沸，直至蛋熟，加少许红糖调味即可。

用法：吃蛋喝汤，每日 1 次，4 日为 1 个疗程。
适用人群：痔疮患者。

温馨提示

1. 苦参有毒，不宜过量食用，以每次不超过 9 克为宜。
2. 苦参性寒，脾胃虚弱者及阳虚体质者忌用。

小偏方大功效

苦参味苦、性寒，可清热燥湿、杀虫利尿，适用于治疗痔疮、脱肛、阴痒；鸡蛋中含有丰富的营养，对于修复受损的身体组织有良好作用。

肥胖

在生活中，许多男性因肥胖而困扰。那么，肥胖的标准是什么呢？体重指数（BMI）是评定体重的指标，公式为：BMI=实测体重（千克）÷身高（米）的平方。根据中国人体质，BMI 大于 24 且小于 28 属于超重，BMI 等于或大于 28 则属于肥胖。导致肥胖的原因较多，常常是摄入的热量与消耗的热量不平衡造成的。简单来说，高热量食物摄入增多，身体活动却不相应增加，就容易导致肥胖。肥胖不仅影响形体美，还容易导致高血压、高脂血症、脂肪肝、冠心病、糖尿病等疾病。因此，为了健康着想，肥胖者务必要"管住嘴，迈开腿"。

出处：民间验方

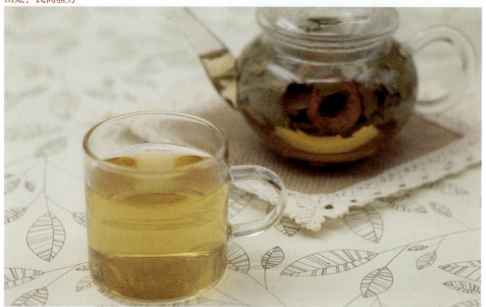

偏方 1 / 荷叶减肥茶
消食除湿瘦身

材料

干荷叶 10 克，干山楂 15 克。

做法

干荷叶洗净，掰成小块，与干山楂一起放入茶壶中，用适量沸水冲泡，加盖闷 15 分钟即可。

用法：代茶饮用，每日 500 毫升。
适用人群：单纯性肥胖者及"三高"患者。

温馨提示

1. 荷叶有清热凉血的作用，身体虚弱、面色偏白、食量较小、畏寒喜热者忌用。
2. 山楂可行气耗气，气虚体质者忌用。

小偏方大功效

荷叶味苦、性平，具有清热解暑、凉血止血的作用。荷叶与消食化积的山楂搭配，是减肥者的好选择。

现代研究发现

荷叶中含有的荷叶碱能帮助分解体内的脂肪，具有较好的瘦身效果。

类似小偏方

取干荷叶、乌龙茶各 10 克，一起放入茶壶中，用沸水冲泡，加盖闷 15 分钟，代茶饮用。

偏方 2 / 大麦茶
边喝边瘦不是梦

材料
大麦粒 200 克。

做法
大麦粒洗净、沥干,放入锅中用小火翻炒至浅咖啡色、溢出麦香。将炒好的大麦茶用干净的罐子密封保存。

用法:取 10 克大麦茶放入杯中,用沸水冲泡,加盖闷 10 分钟,直接饮用,每日 3 次。
适用人群:肥胖者。

小偏方大功效
大麦味甘、性凉,有健脾和胃、宽肠、利水的功效。

温馨提示
1. 冰的大麦茶不宜多喝,易引发腹泻。
2. 空腹不能喝大麦茶,会引起胃部不适。

出处:民间验方

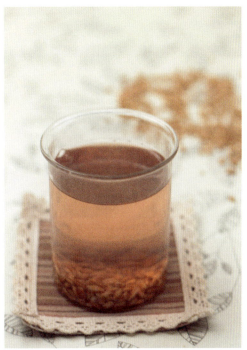

出处:民间验方

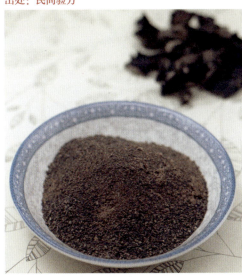

偏方 3 / 黑木耳粉
容易产生饱腹感

材料
干黑木耳 100 克。

做法
将干黑木耳放入容器中,捣成粉末,装入瓶中密封保存,备用。

用法:取 10 克黑木耳粉用温水冲调,于午餐、晚餐前半小时服食。
适用人群:肥胖者。

小偏方大功效
黑木耳之所以能减肥,是因为其含有大量的膳食纤维,进食后容易产生饱腹感,且能促进肠道内的废物排出体外。不过,吃黑木耳的时间不可过长,最多不要超过 3 个月,否则易损伤肠胃。

温馨提示
1. 黑木耳有活血的功效,有出血性疾病者忌食。
2. 脾胃虚弱、胃肠胀气者宜少吃。

出处：民间验方

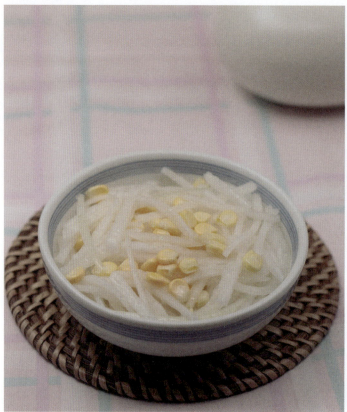
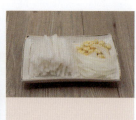
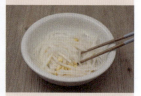
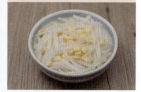

偏方 4 / 白萝卜减肥餐
轻身，皮肤白净细腻

材料
白萝卜150克，洋葱丝、玉米粒各30克，芝麻油、盐各适量。

做法
白萝卜去皮、洗净，切成丝；洋葱丝、玉米粒分别洗净、沥干。将白萝卜丝、洋葱丝、玉米粒一起放入碗中，加少许芝麻油、盐调味，拌匀即可。

用法：餐前或佐餐食用，每日1～2次。
适用人群：肥胖者。

温馨提示
1. 白萝卜有行气的功效，气虚体质者忌食。
2. 皮肤瘙痒者、眼病患者不要放洋葱。

小偏方大功效
《食疗本草》记载，白萝卜"利五脏，轻身益气……令人白净肌细"。白萝卜与洋葱、玉米搭配，具有良好的瘦身减肥作用。

现代研究发现
白萝卜不仅含有丰富的膳食纤维，还含有一种叫莱菔素的植物活性成分，具有抗氧化的作用，还能促进新陈代谢，有助于减肥。

类似小偏方
取白萝卜100克，去皮洗净、切成块，放入榨汁机中，加适量凉开水榨汁，餐前饮用，可有效控制食欲。

阳痿

阳痿属于性功能障碍疾病,让男性朋友谈之色变。诱发阳痿的原因有很多,比如不良的生活习惯(如手淫、性生活过频、长期酗酒、经常熬夜等)、不正常的精神状态(如恐惧、紧张、悲伤等)、生病(如糖尿病、外伤及某些生殖系统疾病等)。中医认为,阳痿的主要病因是火衰(阳虚)、阴亏、肝郁、瘀阻和湿热。对于阳痿,很多人难以启齿,但这样容易耽误病情。有这方面困扰的男士,一定要有就医的意识,及时去正规医院检查,找出患病的原因才能对症下药,达到理想的治疗效果。

出处:《药茶治百病》

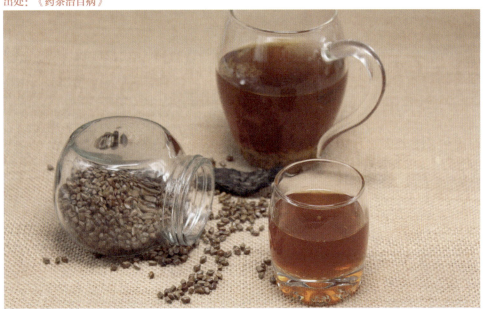

偏方 1 / 决明苁蓉茶
补肾壮阳,润肠通便

材料

决明子、肉苁蓉各 10 克,蜂蜜适量。

做法

将决明子放入锅中,用小火炒黄,与肉苁蓉一起放入容器中研成细末,放入杯中用沸水冲泡,加盖闷 20 分钟,去渣留汁,稍凉后加入蜂蜜调匀。

用法: 每次 1 杯,每日 1 次。
适用人群: 肾阳不足型阳痿患者(具体表现为阳痿早泄、喜热畏寒、精神萎靡、头晕乏力、腰膝酸软、小便清长、舌淡苔白等)。

温馨提示

阴虚火旺、胃弱便溏者忌用肉苁蓉。

小偏方大功效

决明子味甘苦咸、性微寒,可清热明目、润肠通便;肉苁蓉味甘咸、性温,是使用频率较高的补肾壮阳药,对阳痿、早泄、精少、耳鸣眼花、腰膝酸软等有良好的疗效。

类似小偏方

取鹿茸 3 克烘干,研成细末;粳米 100 克洗净。砂锅中加适量清水,放入粳米煮粥。粥七成熟时,加入鹿茸粉,继续煮至粥熟即可。鹿茸是滋补强壮的良药,可壮肾阳、益精血、强筋骨。

偏方 2 / 锁阳羊肉粥
改善阳痿、早泄

出处：民间验方

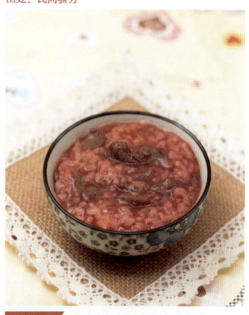

材料

锁阳 10 克，羊肉 100 克，粳米 100 克。

做法

锁阳洗净，掰成小块；羊肉洗净，切成细丝；粳米淘洗干净。将锁阳放入砂锅中，加适量清水，大火煮沸后改小火煎煮 30 分钟，去渣留汁；将粳米、羊肉丝放入锁阳汁中，熬煮成粥即可。

用法：空腹当早餐食用。
适用人群：肾阳不足所致的腰膝酸软、阳痿早泄者。

小偏方大功效

锁阳味甘、性温，可补肾阳、益精血、润肠通便；羊肉味甘、性温，可温中健脾、益气养血、补肾壮阳。这款锁阳羊肉粥制作简便，尤其适合肾阳不足、气血亏虚所致的腰膝酸软、阳痿早泄者食用。

温馨提示

阴虚火旺、脾虚泄泻、实热便秘者禁用锁阳。

出处：民间验方

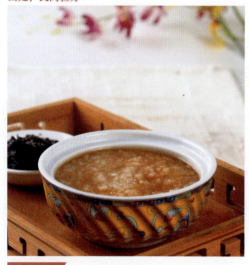

偏方 3 / 黄精粥
滋阴养肾，健脾润肺

材料

干黄精 15 克，粳米 100 克，冰糖适量。

做法

将干黄精洗净、沥干，切成小块，放入砂锅中，加适量清水煎煮 30 分钟，去渣留汁。粳米淘洗干净，加适量清水煮粥，粥七成熟时，倒入黄精汁，继续煮至粥熟，加少许冰糖调味即可。

用法：空腹当早餐食用。
适用人群：肾阴亏损型阳痿患者（具体表现为阳痿早泄、口渴喜饮、潮热盗汗、腰膝酸软、头晕耳鸣、失眠多梦、小便短赤、大便干结、舌红苔少等）。

小偏方大功效

《中国药典》记载，黄精"补气养阴，健脾，润肺，益肾"，常用于治疗脾胃气虚、体倦乏力、口干食少、肺虚燥咳、精血不足、腰膝酸软等。

温馨提示

1. 脾胃虚寒、肾阳虚者禁用黄精。
2. 如果是新鲜黄精，需要稍加大用量，30 克左右为宜。

前列腺炎

前列腺炎是男性常见的一种疾病，容易给患者的日常生活带来极大的不便。除了明显的尿频、尿道瘙痒、腰酸背痛等症状，还易诱发其他疾病，如泌尿系统感染、肾炎等。前列腺炎的诱因很多，如吸烟、酗酒、嗜吃辛辣刺激食物、不当的性行为等。需要特别提醒的是，办公室一族、司机等人群，由于常常久坐不动，使前列腺受到压迫，血液循环受阻，易患前列腺炎；热衷于骑车健身的人，猛烈的跨骑动作会造成前列腺充血肿胀，也易诱发前列腺炎。对于前列腺炎，需要早发现、早诊断、早治疗，以减少其带来的危害。

出处：民间验方

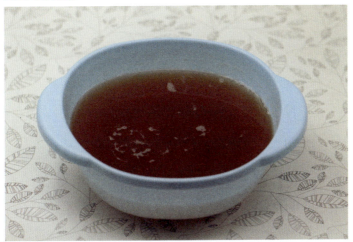

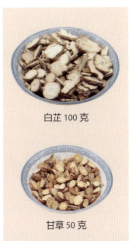

白芷 100 克

甘草 50 克

偏方 1 / 中药坐浴
可改善前列腺炎

材料

白芷 100 克，甘草 50 克。

做法

将白芷、甘草洗净，一起放入砂锅中，加适量清水煮沸，再小火煎煮 30 分钟，滤出药汁倒入盆中，备用。

用法： 待温度降到约 40℃时即可坐浴，每日 1 次。
适用人群： 前列腺炎患者。

小偏方大功效

白芷可解表散寒、祛风止痛、宣通鼻窍、燥湿止带、消肿排脓，甘草可补脾益气、清热解毒、祛痰止咳、缓急止痛、调和诸药。二者煮水坐浴，十分适合前列腺炎患者。

类似小偏方

取吴茱萸 60 克洗净，捣烂成糊，抹在消毒纱布上，敷于中极穴，用胶布固定，每日 1 剂。

温馨提示

坐浴时，按摩中极穴（身体前正中线、脐下 4 寸处）效果更好。

偏方 2 / 参芪枸杞粥

健脾益肾，利尿通淋

出处：民间验方

材料
党参、黄芪各 20 克，枸杞子 10 克，粳米 100 克。

做法
党参、黄芪、枸杞子分别洗净，粳米淘洗干净。将党参、黄芪放入砂锅中，加适量清水，大火煮沸后改小火煎煮 30 分钟，去渣留汁，装碗备用；将枸杞子、粳米放入砂锅中，加适量清水煮粥，粥八成熟时倒入煮好的药汁，继续煮至粥熟即可。

用法： 每日早晚各 1 次。
适用人群： 前列腺炎患者。

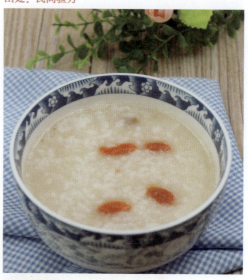

小偏方大功效
党参可健脾益肺、养血生津，黄芪可补气升阳、利水消肿、托毒排脓、敛疮生肌，枸杞子可滋补肝肾、益精明目。这款粥适合前列腺炎患者、脾肾亏虚者食用。

温馨提示
1. 党参每日使用量为 15～30 克，用量过大易导致心律不齐。
2. 气滞、肝火旺盛者不宜用党参。
3. 阴虚体质者及湿热体质者忌多用黄芪。

出处：民间验方

偏方 3 / 绿豆车前草汤

通淋补肾多喝汤

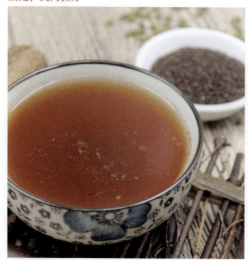

材料
绿豆 60 克，车前草 30 克。

做法
将车前草洗净，装入纱布包中，封好；绿豆洗净，与车前草包一起放入砂锅中，加适量清水炖煮至绿豆开花，取出药包即可。

用法： 每日 1 剂，分早晚 2 次服用。
适用人群： 前列腺炎患者。

温馨提示
1. 阳虚体质、腹泻便稀、精气不固者忌用本方。
2. 儿童、老人等肠胃功能较弱者宜少吃绿豆，否则易导致消化不良。

小偏方大功效
车前草味甘、性寒，有清热解毒、利尿通淋的功效，可用于治疗小便不通、淋浊、带下、水肿、热痢等；《随息居饮食谱》记载："绿豆甘凉，煮食清胆养胃，解暑止渴，利小便。"二者合用，有良好的清热利尿、通淋补肾的功效，对前列腺炎患者有益。

小偏方大健康　小病小痛全跑光

下篇　不同人群小偏方

有人有眩晕、便秘的老毛病，有人因记忆力衰退而常丢三落四，有人为风湿病所困扰，还有人患有高脂血症、高血压或糖尿病……不要着急，小偏方来帮忙。书中列出的调养小偏方，能够帮助老年人改善上述健康问题，为老年人的幸福生活添砖加瓦！

Part8
老年调养小偏方
快乐长寿享安康

眩晕

眩晕是眩和晕的总称，以眼花、视物不清和昏暗发黑为眩，以视物旋转为晕，因两者常同时出现，故称眩晕。眩晕是许多老年人时常遇到的问题，每每眩晕来袭，感觉天旋地转，无法站立，恶心、呕吐、冒冷汗及恐惧感伴随而来。眩晕的诱因较多，如身体疲劳、睡眠不佳、精神紧张、患了某些疾病（如贫血、高血压、糖尿病、耳部疾病、脑血管病等）都易引发眩晕。如果经常有眩晕的毛病，一定要及时查明诱因。此外，眩晕者要注意生活调理。饮食以富有营养和新鲜清淡为原则，少吃高脂肪、高盐、辛辣刺激的食物；保证充足的睡眠时间，注意休息，避免疲劳，且远离噪声；保持室内空气流通，经常开窗换气；注意精神调养，宜心胸开阔、乐观开朗。

出处： 民间验方

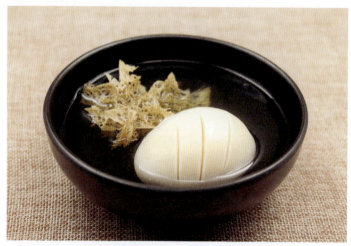

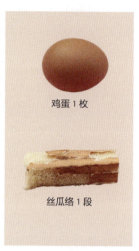

鸡蛋1枚

丝瓜络1段

偏方 1 / 鸡蛋丝瓜络
经络畅，气血通

材料
鸡蛋1枚，丝瓜络1段。

做法
将鸡蛋外壳洗净，擦干；丝瓜络去皮、洗净，切成小段。将鸡蛋、丝瓜络段一起放入锅中，加适量清水煮至鸡蛋熟；取出熟鸡蛋剥去外壳，在鸡蛋上划7～8刀（不要划透），再放入锅中稍煮即可。

用法： 吃蛋喝汤，每日早晚各1次。
适用人群： 眩晕者。

小偏方大功效
丝瓜络味甘、性平，《本草再新》记载，丝瓜络可"通经络、和血脉、化痰顺气"。丝瓜络与滋阴润燥、益气养血的鸡蛋搭配，有利于经络畅达、气血通顺，对眩晕者有益。

类似小偏方
新鲜甘菊嫩芽15～30克，粳米60克，冰糖少许。将甘菊嫩芽、粳米洗净，加适量清水煮粥，粥熟后加冰糖继续煮2分钟即可。每日早晚各1次，连服7日。

温馨提示
丝瓜络性凉，脾胃虚寒、阳虚体质者宜少用。

出处：民间验方

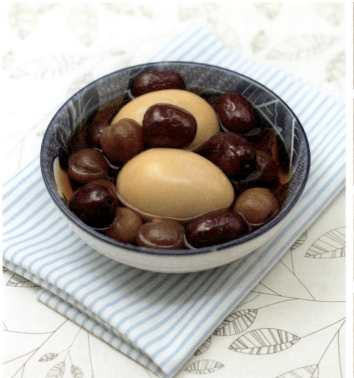

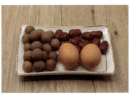

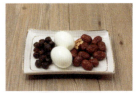

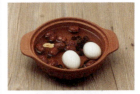

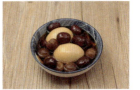

偏方 2 / 龙眼红枣炖蛋
缓解气血不足所致的眩晕

材料
龙眼 20 颗，红枣 12 枚，鸡蛋 2 枚，红糖适量。

做法
龙眼去壳、去核，红枣洗净、去核。鸡蛋洗净，煮熟后剥去外壳备用。将龙眼、红枣放入砂锅中，加适量清水炖煮 30 分钟，放入准备好的鸡蛋、红糖，继续煮 10 分钟即可。

用法： 趁热食用，每日 1 次。
适用人群： 气血不足所致的失眠、健忘、惊悸、眩晕者。

温馨提示
1. 大便干燥、小便赤黄、口干舌燥、阴虚内热者不宜食用。
2. 舌苔厚腻、消化不良、食欲不佳者应少食。

小偏方大功效
龙眼可益心脾、补气血，红枣可补中益气、养血安神，鸡蛋可滋阴润燥、养血，红糖可健脾暖胃、活血。四者搭配煲汤，对气血不足引起的眩晕有不错的改善作用。

类似小偏方
取龙眼肉 15 颗和红枣 10 枚一起煲汤，加适量红糖调味，也有不错的补益气血的作用。

新鲜龙眼也有较好的补益气血的作用。推荐一款代参膏：取龙眼肉 30 克，去核后放入碗中，加少许白糖，蒸至稠膏状，分 2 次用沸水冲服。

便秘

便秘就好比是肠道堵车,正常情况下每天至少排便1次,如果2~3天或更长时间才排便1次,且常伴有粪便干结、排便困难,那就属于便秘。便秘多见于老年人,虽不是什么严重的疾病,但常令患者十分苦恼,便秘严重时还会影响身心健康。研究发现,排便时过于用力,容易导致肛裂、痔疮;患有心脑血管疾病的老年朋友,如果因便秘而排便过于用力,容易使血压升高,身体耗氧量增加,极易诱发脑出血、心绞痛、心肌梗死等危险。另外,粪便长期滞留在肠道内,不仅会造成肠道堵塞,其含有的毒素还会刺激肠黏膜,轻者出现皮肤痤疮及色斑、口臭,重者会诱发肠炎、肠癌等。

出处:民间验方

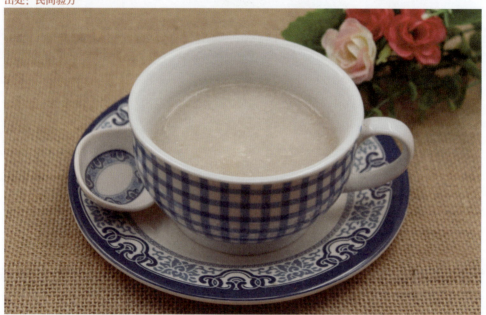

偏方 1 / 蜂蜜魔芋糊
远离便秘气色好

材料
魔芋粉10~15克,蜂蜜适量。

做法
将魔芋粉放入杯中,加沸水搅拌均匀,待放温后,加适量蜂蜜调匀即可。

用法: 每日早晨空腹服用。
适用人群: 便秘者。

温馨提示
1. 生魔芋有毒,而魔芋粉等制品则可放心食用。
2. 魔芋性寒,脾胃虚寒、腹泻、阳虚体质者忌食。
3. 魔芋含膳食纤维丰富,不宜过量食用。

小偏方大功效

魔芋富含膳食纤维,食用后可增强饱腹感,促进肠道废物排出体外,是公认的减肥通便的佳品。蜂蜜富含葡萄糖和果糖,能调节胃肠功能,显著缩短排便的时间。两者搭配食用,对便秘有很好的防治作用。

类似小偏方

取魔芋丝100克,用清水反复冲洗,再放入沸水中焯烫2分钟,捞起过凉,沥干后放入碗中。淋上适量蜂蜜,拌匀食用。

偏方 2 / 香蕉蘸黑芝麻
润肠通便效果不错

材料
香蕉 500 克，黑芝麻 25 克。

做法
将黑芝麻放入锅中，用小火翻炒 2～3 分钟，盛出即可。

用法： 香蕉去皮蘸黑芝麻食用，每日分 3 次吃完。
适用人群： 便秘者。

小偏方大功效
香蕉味甘、性寒，可清热、润肠、解毒；黑芝麻味甘、性平，可补肝肾、益精血、润肠燥。两者搭配食用，有助于改善习惯性便秘。

现代研究发现
香蕉中富含膳食纤维，可促进肠胃蠕动；还含有丰富的果胶，可调整胃肠功能、防治便秘。

出处：民间验方

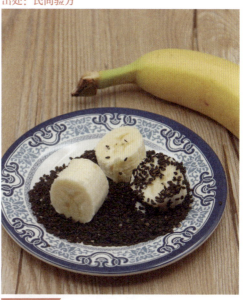

温馨提示
1. 香蕉性寒，脾胃虚寒、阳虚体质者忌食。
2. 未熟透的香蕉含有大量鞣酸，有收敛作用，易导致便秘。

出处：民间验方

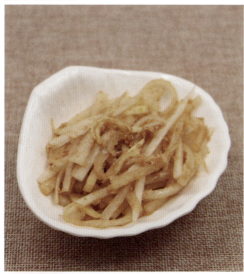

温馨提示
1. 麸皮富含膳食纤维，胃肠功能较弱者不宜多食。
2. 白萝卜可行气、破气，气虚体质者忌食。

偏方 3 / 麸皮拌萝卜丝
清热生津，润肠通便

材料
麸皮 50 克，白萝卜 1 个，姜丝、白糖、酱油、醋、盐、芝麻油各适量。

做法
白萝卜洗净，切成丝。将白萝卜丝、姜丝放入碗中，加入麸皮、白糖、酱油、醋、盐、芝麻油拌匀即可。

用法： 吃饭时当凉菜食用。
适用人群： 便秘者。

小偏方大功效
麸皮可清热止汗、调和肠胃，白萝卜可清热生津、消食化滞。二者搭配，有良好的润肠通便作用。

出处：民间验方

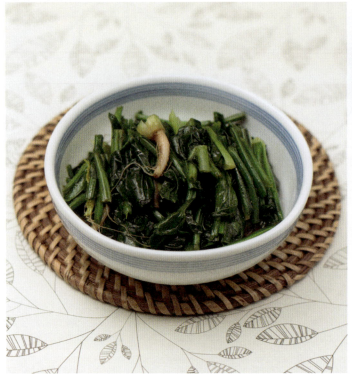

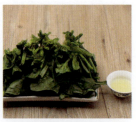

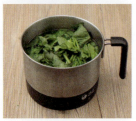

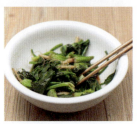

偏方 4 / 姜汁菠菜
敛阴润燥，止渴润肠

材料

菠菜 250 克，生姜 25 克，芝麻油、酱油、醋、盐各适量。

做法

菠菜择去黄叶，削去根须，保留红头洗净，切成小段；生姜洗净，捣烂挤汁。锅中加适量清水煮沸，放入菠菜焯 2 分钟，捞出沥干；待菠菜凉后，装在碗中，加入姜汁、芝麻油、酱油、醋、盐拌匀即可。

用法：佐餐食用。
适用人群：便秘者。

温馨提示
1. 菠菜含有草酸，食用后影响人体对钙的吸收，因此要焯水。
2. 阴虚体质者禁食生姜。

小偏方大功效

菠菜味甘、性凉，可养血、止血、敛阴、润燥，常用于治衄血、便血、消渴引饮、大便涩滞。《本经逢原》记载："凡蔬菜皆能疏利肠胃，而菠菱冷滑尤甚。"

现代医学研究

菠菜不仅富含胡萝卜素、维生素 C 及钾、钙、镁、铁等多种矿物质，而且含有丰富的膳食纤维，可有效促进肠胃蠕动，是防治便秘、减肥瘦身的好选择。

类似小偏方

取菠菜 200 克，与鸡蛋搭配制作成鸡蛋菠菜汤，也有良好的防治便秘的作用。

记忆力减退

很多老年人发现自己的记忆力开始"滑坡",比如明明钥匙拿在手里,却满屋子找钥匙;刚给了买菜的钱,结果却忘记拿菜;经常提起的某人,却一时想不起名字……由于记忆力衰退是阿尔茨海默病的主要表现,因此有人担心是不是患了此病。事实上,能引起记忆力减退的原因有很多,许多人是由于身体老化造成的,精神因素、心理问题也都会影响记忆力。当然,阿尔茨海默病也会引发记忆力衰退。如果发现自己记忆力大不如前,应及时去医院查明原因,以便能及时治疗。对于年龄增长导致的记忆力减退,可通过自我调养来改善,如善于学习,经常动脑,与人交流;保证充足睡眠,让大脑得以休息;尽量避免过度紧张、焦虑、激动;加强营养,适当多吃富含维生素、矿物质的新鲜食物。

出处:民间验方

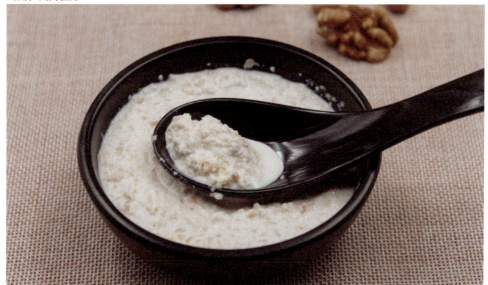

偏方 1 / 核桃花生糊
改善健忘效果不错

材料
核桃仁 30 克,花生仁 100 克,白糖适量。

做法
核桃仁、花生仁洗净沥干,一起放入榨汁机中,加适量凉开水榨成糊状,倒入碗中加少许白糖调味即可。

用法:每日 1 次。
适用人群:记忆力不佳、神经衰弱者。

温馨提示
1. 核桃、花生油脂较多,皮肤分泌油脂旺盛者不宜食用。
2. 腹泻、痰多咳嗽、阴虚体质者不宜吃核桃。
3. 花生有止血的作用,能增加凝血,高脂血症患者不宜多食。

小偏方大功效

核桃中含有丰富的磷脂,经常食用能有效补充脑部营养,防止脑细胞衰退。花生中含有维生素 E 和锌,能增强记忆力、抗老化。这款核桃花生糊十分适合老年人食用,益智补脑效果不错。

类似小偏方

取黄豆 100 克,核桃仁 30 克,花生仁 50 克制成核桃花生豆浆,同样具有较好的健脑益智、滋养五脏的作用。

偏方 2 / 鳝丝油菜粥
益智健脑

材料
鳝鱼150克，油菜100克，粳米100克，香菜段、姜末、料酒、醋、盐各适量。

做法
鳝鱼处理干净，切成丝，加姜末、料酒、醋、盐拌匀，腌15分钟；油菜洗净，切碎；粳米淘洗干净。锅中加适量清水，放入粳米、鳝丝煮粥；粥八成熟时，放入油菜碎继续煮至粥熟，加少许盐调味，撒上香菜段即可。

用法：每日1次，当早餐或晚餐食用。
适用人群：记忆力不佳者。

小偏方大功效
鳝鱼味甘、性温，具有益气血、补肝肾、强筋骨的作用。油菜味甘、性凉，可利肠通便、行滞活血、消肿解毒。

出处：民间验方

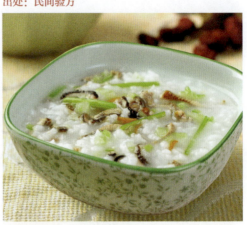

温馨提示
鳝鱼死后体内的组氨酸会分解产生组胺（是一种有毒物质），因此鳝鱼宜现杀现烹。

现代医学研究
鳝鱼被视为"鱼中上品"，含有较多的二十二碳六烯酸（DHA）和卵磷脂，它们是养护脑细胞不可缺少的营养物质，经常吃点鳝鱼有助于改善记忆力。

出处：民间验方

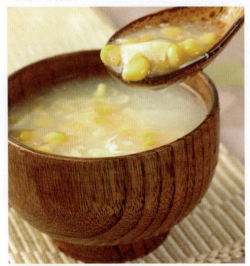

偏方 3 / 玉米鸡蛋羹
养护大脑，增强记忆

材料
玉米粒100克，鸡蛋1枚，水淀粉、白糖各适量。

做法
玉米粒洗净、沥干，鸡蛋打散，制成蛋液。锅中加适量清水，放入玉米粒煮熟，将蛋液倒入锅中，稍煮后加少许白糖调味，用水淀粉勾芡即可。

用法：每日1次，佐餐食用。
适用人群：记忆力不佳者。

小偏方大功效
鸡蛋可滋阴润燥、养血，玉米可调中开胃、益肺宁心。二者搭配食用，对老年人健康十分有益。

温馨提示
1. 肝炎、肾病患者忌吃鸡蛋。
2. 发霉的玉米含有黄曲霉素，千万不要吃。

现代医学研究
鸡蛋富含卵磷脂，有助于增强大脑记忆力。玉米含有丰富的亚油酸等多种不饱和脂肪酸，可养护大脑、降低血脂。

出处：民间验方

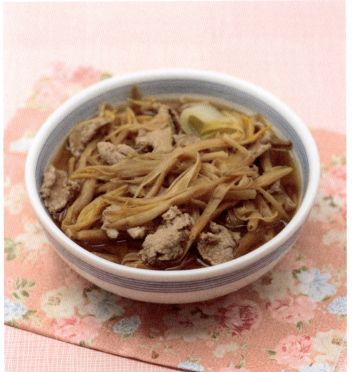

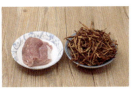
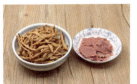
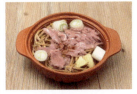
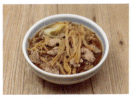

偏方 4 / 黄花菜炖肉
缓解记忆力减退

材料
干黄花菜 100 克，猪瘦肉 150 克，葱段、姜片、酱油、盐各适量。

做法
干黄花菜用沸水泡软、洗净，猪瘦肉洗净、切成片。砂锅中加适量清水，放入黄花菜、瘦肉片、葱段、姜片、酱油一起炖煮，至瘦肉熟烂，加少许盐调味即可。

用法：每日 1 次，佐餐食用。
适用人群：记忆力不佳者。

温馨提示
1. 新鲜黄花菜含有秋水仙碱，易导致食物中毒，因此使用干黄花菜更为安全。
2. 有胃肠疾病、皮肤瘙痒者及过敏体质者不宜多食黄花菜。

小偏方大功效
黄花菜味甘、性凉，具有清热利湿、解毒凉血、宽胸解郁的功效，可改善眩晕耳鸣、失眠心悸、小便赤涩、水肿痔疮等。黄花菜与瘦肉搭配，尤其适合体质虚弱的老年人。

现代医学研究
黄花菜被誉为健脑菜，卵磷脂含量十分丰富，具有改善大脑功能的作用，是缓解记忆力减退的优质食材。

类似小偏方
取干黄花菜 60 克，用沸水泡软、洗净；鸡蛋 2 枚，打成蛋液。锅中加植物油烧热，下黄花菜稍炒，加热水煮沸，淋入蛋液，加少许盐调味即可。

风湿病

很多老年人都为风湿病所困扰。一说到风湿,不少人就以为是风湿性关节炎,这是不准确的。其实,风湿并不是指一种疾病,而是以骨、关节、肌肉、韧带、滑囊、筋膜等疼痛为主要表现的一类疾病的总称,如风湿性关节炎、骨性关节炎、强直性脊柱炎等。风湿病的诱因较多,如免疫功能紊乱、代谢障碍、退行性改变(老化)、环境因素(风、寒、湿等)、创伤及劳损等,主要症状为疼痛、压痛、僵硬感、肿胀及活动障碍。风湿病属于中医"痹症",是风寒湿气侵袭人体、闭阻经络,导致气血运行不畅引起的肌肉、关节麻木疼痛、屈伸不利,治疗以健脾化湿、通络止痛为原则。

出处:民间验方

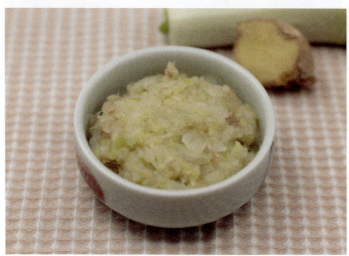

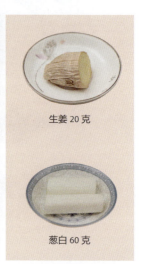

生姜 20 克

葱白 60 克

偏方 1 / 生姜葱白糊
外敷可散寒祛湿

材料

生姜 20 克,葱白 60 克。

做法

生姜洗净,切成片;葱白洗净,切成段。将生姜片、葱白段一起放入容器中,捣烂成泥。

用法: 将生姜葱白泥放入锅中,隔水蒸热,趁热敷于患处,每日 2 次。
适用人群: 风湿病患者。

温馨提示
1. 生姜、葱白按照 1 : 3 的比例配用。
2. 敷时可用纱布包裹患处,并用保鲜膜包一层。
3. 皮肤易过敏者谨慎使用。

小偏方大功效

生姜、葱白为辛温之品,具有发散风寒、祛湿的作用。用生姜葱白泥敷于患处,可改善局部血液循环,对因寒、湿引起的风湿病有较好的改善作用。

类似小偏方

把洗净、沥干、切好的生姜、葱白放入锅中炒热,再捣成糊,趁热敷于患处即可。

取生姜适量,切成片,放入锅中小火炒热,直接贴敷于患处,有良好的散寒祛湿的作用。

偏方 2 / 花椒白芥子
通络止痛效果好

材料

花椒、白芥子各15克，鸡蛋清适量。

做法

将花椒、白芥子一起焙干，研成细末，再用适量鸡蛋清调成糊状。

用法： 直接敷于患处，用纱布包好，3小时即可解开。

适用人群： 风湿病患者。

小偏方大功效

白芥子味辛、性温，外用具有通络止痛的作用。白芥子与温中止痛的花椒合用，对风湿病患者有益。

出处：民间验方

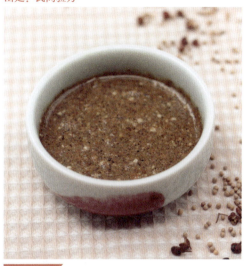

温馨提示

1. 花椒与白芥子按照1∶1的比例配用为宜。
2. 感觉患处发烫，表示药力起了作用。
3. 不要久敷，否则患处易出现水疱。

出处：民间验方

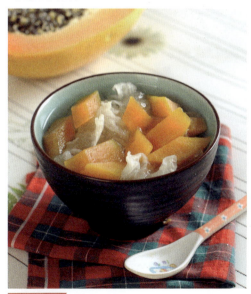

偏方 3 / 木瓜银耳汤
舒筋活络，化湿和胃

材料

木瓜半个，银耳2朵。

做法

木瓜去皮、去子，切成小块；银耳用温水泡发，洗净、撕成小朵。砂锅中加适量清水，放入木瓜块、银耳，大火煮沸后改小火炖40分钟即可。

用法： 佐餐食用，每日1次。

适用人群： 风湿病患者。

小偏方大功效

木瓜味酸、性温，可舒筋活络、和胃化湿，常用于治疗风湿痹痛、肢体酸重、转筋等。木瓜与滋补生津的银耳搭配，非常适合风湿病患者食用。

温馨提示

1. 可以放点冰糖，但不宜太多。
2. 泡银耳时需勤换水，以浸泡2~3小时为佳。

高脂血症

高脂血症是老年人的常见病,是指人体内的脂肪代谢异常引起血液中血脂升高,或血脂水平变化超出了正常范围。诱发高脂血症的因素较多,如遗传、高脂肪(尤其是动物脂肪)及高胆固醇饮食、缺乏锻炼、肥胖及某些疾病(如糖尿病、肝病等)。患了高脂血症,轻者没有症状,或表现为头晕、失眠、健忘、易疲劳、胸闷、心悸,重者可导致头痛胸痛、心慌气短、肢体麻木,甚至进一步引发动脉粥样硬化、高血压、冠心病、糖尿病、脑血栓等。一旦患了高脂血症,不仅要按时服用降脂药,定期监测血脂、血压及血糖,还要保证饮食均衡多样,注意及时饮水,根据身体情况坚持锻炼,以及做好心理调适。

出处:民间验方

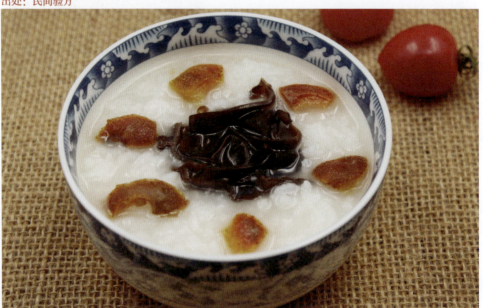

偏方 1 / 木耳山楂粥
调血脂,防血栓

材料
干黑木耳 10 克,山楂 30 克,粳米 100 克。

做法
黑木耳洗净,用温水泡发,去蒂、切丝;山楂洗净、去核,切成丁。把粳米淘洗干净,与适量清水一起煮粥。粥八成熟时,放入黑木耳丝、山楂丁,继续煮至粥熟即可。

用法: 每日当早餐空腹食用。
适用人群: 高脂血症患者。

> **温馨提示**
> 1. 胃酸分泌过多者、病后体弱者、牙病患者忌吃山楂。
> 2. 腹泻、消化不良者及患有出血性疾病者忌吃黑木耳。

小偏方大功效
黑木耳含有较多的维生素 K,具有减少血液凝集、预防血栓的作用。山楂含有较多的胡萝卜素、维生素 C、黄酮类物质,能扩张血管、降低血压、促进胆固醇排泄。

类似小偏方
取山楂 30 克,洗净、去核,切成片;陈皮 10 克,撕成小块;粳米 100 克洗净。三者一起放入砂锅中,加适量清水熬煮成粥即可。

出处：民间验方

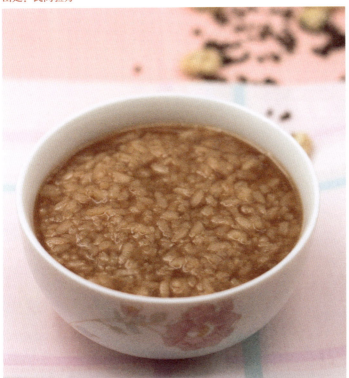

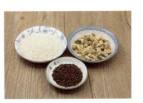

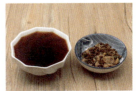

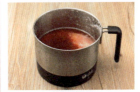

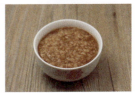

偏方 2 / 决明菊花粥
"三高"患者的好选择

材料
决明子 10 克，菊花 6 克，粳米 100 克。

做法
砂锅中加适量清水，放入决明子和菊花，一起煎煮成汁，滤渣取汁备用。粳米淘洗干净，加适量清水煮粥，粥八成熟时倒入药汁，继续煮至粥熟即可。

用法： 每日当早餐食用。
适用人群： 高脂血症患者。

温馨提示
1. 决明子、菊花性偏寒，风寒感冒、脾胃虚寒、阳虚体质者忌用。
2. 选购决明子，以颗粒均匀、饱满，质硬不易破碎，表面黄褐色、平滑有光泽的为佳。

小偏方大功效
决明子味甘苦咸、性微寒，可清热明目、润肠通便，常用于目赤涩痛、头痛眩晕、目暗不明、大便秘结。决明子常与清热解毒的菊花搭配，制成茶饮或煮粥，深受"三高"患者的青睐。

类似小偏方
取决明子 10 克，放入锅中炒至微黄，与 6 克菊花一起放入壶中，用沸水冲泡，加盖闷 15 分钟，代茶饮用即可。

偏方 3 / 黑豆红枣汤
促进胆固醇排泄

出处：民间验方

材料
黑豆 100 克，红枣 6 枚，盐适量。

做法
黑豆洗净，用清水浸泡一夜；红枣洗净。砂锅中加适量清水，放入黑豆、红枣，大火煮沸后改小火炖至黑豆熟烂，加少许盐调味即可。

用法： 每日 1 次，佐餐食用。
适用人群： 高脂血症患者。

温馨提示
1. 豆类含嘌呤较高，尿酸过高者及痛风患者忌食。
2. 黑豆不容易消化，要充分煮烂后再食用。

小偏方大功效
黑豆所含的脂肪多为不饱和脂肪酸，且含有丰富的维生素 E、花青素和异黄酮，有助于促进胆固醇排泄、降低血脂。

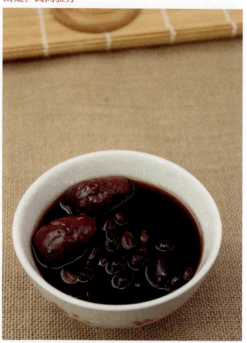

出处：民间验方

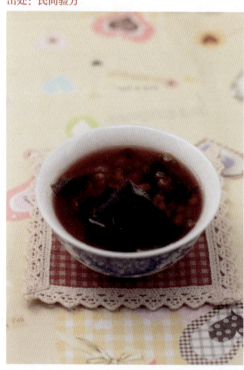

偏方 4 / 海带绿豆汤
清热通便，降低血脂

材料
海带 100 克，绿豆 60 克，盐适量。

做法
海带用清水浸泡后洗净，切成小块；绿豆洗净，用清水浸泡 2 小时。砂锅中加适量清水，放入海带、绿豆，一起炖煮至熟，加少许盐调味即可。

用法： 每日 1 次，佐餐食用。
适用人群： 高脂血症患者。

温馨提示
1. 海带、绿豆性偏寒，脾胃虚弱、阳虚体质者忌食。
2. 海带含碘较高，甲亢患者忌食。

小偏方大功效
海带中含有的海带多糖有明显的降脂作用，绿豆中的成分可以减少肠道对胆固醇的吸收。这款汤不仅清热通便，且对高脂血症有改善作用。

高血压

由于血管弹性减退,心脏功能下降,血管阻力明显增大,导致老年朋友易受高血压的困扰。高血压是以人体内血压异常增高为主要特征的一种心血管疾病,是指在没有服用降压药的情况下,收缩压≥140毫米汞柱和(或)舒张压≥90毫米汞柱。高血压的诱因较多,如遗传、高盐饮食、缺乏运动、精神紧张、肥胖、某些疾病(如肾脏、内分泌、心血管等方面出问题)。高血压早期无症状或症状不明显,只是在劳累、情绪波动时才会血压升高。随着病程的延长,会出现头晕头痛、胸闷心悸、烦躁失眠、肢体麻木等症状。一旦发现患了高血压,要及时治疗,否则易并发心脏疾病(如冠心病、心肌梗死等)、脑部疾病(如脑出血、脑梗死等)、肾脏疾病(如肾功能不全、肾衰竭等)。

出处:民间验方

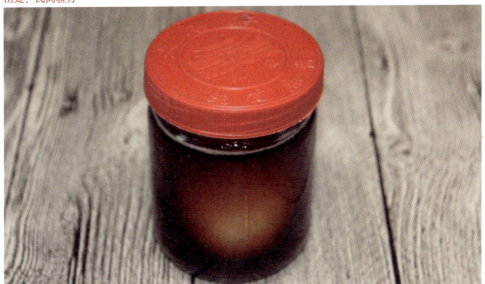

偏方 1 / 醋鸡蛋
民间常用降压方

材料
鸡蛋1枚,醋适量。

做法
鸡蛋洗净,擦干。把鸡蛋放入干净玻璃罐中,倒入醋,刚好没过鸡蛋,拧紧盖子密封24小时。打开盖子,蛋壳已经软化,用筷子把鸡蛋壳捅破,把蛋液和醋一起搅拌均匀,再盖上盖子,密封24小时。

用法:将适量醋蛋液倒入杯中(一枚鸡蛋制作的醋蛋液可分6~10次喝完),加入2倍蜂蜜,再加入6~10倍的温开水(40℃以内),搅拌均匀,早餐前半小时空腹饮用,连服7日。

适用人群:高血压患者。

小偏方大功效
醋有利于排出体内多余的钠离子,对于稳定血压有益。研究发现,醋蛋液中含有血管紧张素转化酶抑制肽,对高血压有一定的改善作用。

类似小偏方
生花生米200克,醋1瓶。将生花生米泡入醋中,密封5日。每日早晨吃10~15粒。

温馨提示
1. 也可用白醋。糖尿病患者可不加蜂蜜。
2. 胃酸过多、消化功能差、肾炎、肝胆疾病患者忌用此方。

偏方 2 / 玉米须水
利尿消肿，辅助降压

材料
新鲜玉米须 100 克，菊花 6 克。

做法
玉米须洗净、沥干，菊花洗净。砂锅中加适量清水，放入玉米须、菊花一起煮 10 分钟，捞出玉米须，倒入杯中即可。

用法：每日 1 剂，代茶饮用。
适用人群：高血压患者。

小偏方大功效
玉米须味甘淡、性平，具有利尿消肿、清肝利胆的功效，适用于缓解肾炎水肿、黄疸、高血压、糖尿病等。与菊花搭配煮水，非常适合高血压患者饮用。

类似小偏方
取玉米须 30 克，直接用沸水冲泡，加盖闷 15 分钟，代茶饮用。

出处：民间验方

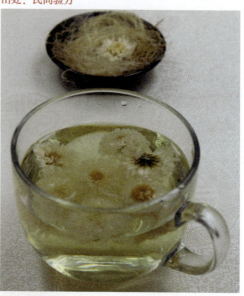

温馨提示
1. 菊花性寒，脾虚胃寒、腹泻、阳虚体质者忌用。
2. 如果使用干玉米须，量减半。

出处：民间验方

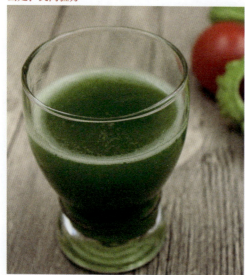

偏方 3 / 芹菜苦瓜汁
强强联合，降压降脂

材料
芹菜 150 克，苦瓜 50 克，白糖适量。

做法
芹菜洗净，切成段；苦瓜去子、洗净，切成段。将芹菜、苦瓜一起放入榨汁机中榨汁，去渣留汁，倒入杯中加少许白糖拌匀，隔水温热即可。

用法：每日 1 剂，温热服食。
适用人群：高血压患者。

小偏方大功效
芹菜不仅可防便秘，还具有防治动脉粥样硬化、降血压、降血脂的作用。苦瓜所含的苦瓜苷被称为脂肪杀手，能减少人体对脂肪和糖类的吸收，还有一定的辅助降压作用。

温馨提示
1. 肠滑不固、血压偏低者慎食芹菜。
2. 苦瓜性寒，脾胃虚弱、阳虚体质者忌食。

偏方 4 / 苹果香蕉芹菜汁
喝蔬果汁也能降血压

出处：民间验方

材料
苹果半个，香蕉1根，芹菜50克。

做法
苹果去皮、去核，切成块；香蕉去皮，切成段；芹菜洗净，切成段。将三者一起放入榨汁机中，加120毫升凉开水，榨汁后倒入杯中即可。

用法： 直接饮用，每日1次。
适用人群： 高血压患者。

小偏方大功效
苹果中富含维生素C，可以保护心血管；富含钾元素，能促进钠的排泄，从而有助于降低血压。香蕉不仅是高钾食物，富含的胡萝卜素、维生素C、果胶等也有利于维护心血管健康。二者与"降压良药"芹菜搭配，非常适合高血压患者饮用。

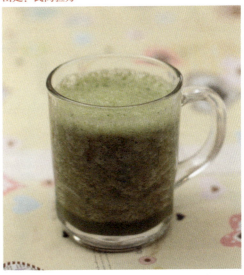

温馨提示
1. 选购苹果，以果皮光洁、肉质细密、酸甜适中、气味芳香的为佳。
2. 选购香蕉，以果皮呈鲜黄色、果实丰满、果皮光滑、无病斑的为佳。

出处：民间验方

偏方 5 / 山楂二花茶
清热、降压、降脂

材料
干山楂片15克，菊花、金银花各5克。

做法
将干山楂片、菊花、金银花一起放入壶中，用沸水冲泡，加盖闷10～15分钟即可。

用法： 代茶饮用，每日2～3次。
适用人群： 高血压患者。

小偏方大功效
这款茶深受高血压患者的青睐，具有良好的清热、消食、降压、降脂的功效，尤其适合高血压、高脂血症患者及肥胖者饮用。

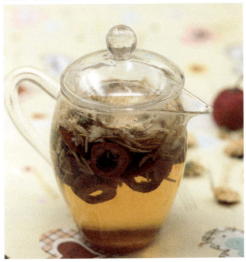

温馨提示
1. 山楂可行气耗气，气虚体质者忌食。
2. 菊花、金银花性寒，脾胃虚弱、阳虚体质者忌用。

糖尿病

糖尿病是指胰岛素作用缺陷和（或）胰岛素不足，引起碳水化合物、蛋白质、脂肪代谢紊乱的疾病，主要表现为血液中葡萄糖浓度异常升高及尿糖。遗传、年龄、肥胖、不良生活习惯（如高糖、高热量、高脂肪饮食、缺乏运动）等，都可能是糖尿病的诱因。糖尿病的典型症状为：多食，多饮，多尿，体重下降。一旦患有糖尿病，千万不可掉以轻心，否则易对心脑血管、肾脏、眼、神经系统等造成严重危害。日常生活中，糖尿病患者要积极治疗，定期监测血糖，宜科学饮食、积极运动以促进身体恢复，保证充足的睡眠时间，工作劳逸结合，并且一定要拥有对抗疾病的信心和决心。

出处：民间验方

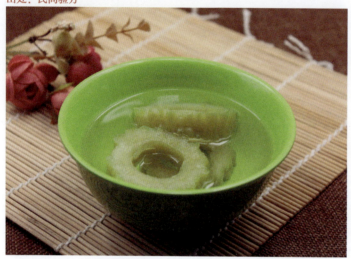

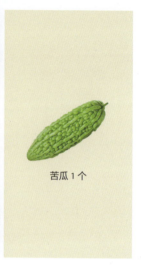

苦瓜 1 个

偏方 1 / 苦瓜汤
辅助降低血糖

材料
苦瓜 1 个。

做法
将苦瓜洗净、去瓤，切成丝，放入砂锅中，加适量清水，大火煮沸后改小火炖煮 20 分钟即可。

用法： 吃苦瓜饮汤，每日 1 次。
适用人群： 糖尿病患者。

温馨提示
1. 苦瓜性寒，脾胃虚寒、阳虚体质者慎食。
2. 苦瓜汤不要天天喝，否则易引发腹泻。
3. 选购苦瓜，以外形饱满较直、色泽翠绿、肉厚多汁者为佳。

小偏方大功效

苦瓜是低热量、低脂肪的健康食材，富含多种维生素及矿物质，十分适合糖尿病患者食用。另外，苦瓜含有的苦瓜苷具有降低血糖的作用；苦瓜中还含有类似胰岛素的物质——多肽-P，也有不错的降血糖功效。

类似小偏方

取苦瓜 50 克洗净、去子，切成片；丝瓜 50 克洗净、去瓤，切成片。将苦瓜片、丝瓜片一起放入锅中，加适量沸水炖煮至所有食材熟，加少许盐调味即可。

出处：《圣济总录》

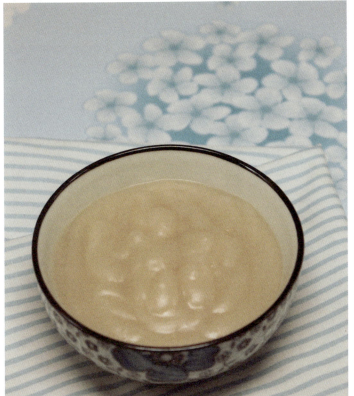
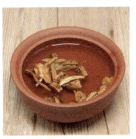
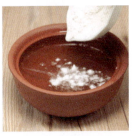
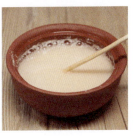

偏方 2 / 地骨皮面糊
生津止渴效果好

材料
地骨皮 30 克，桑白皮 15 克，麦冬 15 克，面粉 100 克。

做法
将地骨皮、桑白皮、麦冬一起放入砂锅中，加适量清水浸泡 30 分钟，大火煮沸后改小火煎煮 30 分钟，去渣留汁；放入面粉调成稀糊，再次煮沸即可。

用法： 每日 1 次。
适用人群： 糖尿病多饮者。

温馨提示
1. 煎汤的时候忌用铁锅，以免药性改变。
2. 风寒咳嗽、脾胃虚寒、阳虚体质者忌服。

小偏方大功效
地骨皮味甘、性寒，可凉血除蒸、清肺降火；桑白皮味甘、性寒，可清热平喘、利水消肿；麦冬味甘、微苦，性微寒，可养阴生津、润肺清心。三味药搭配，对糖尿病引起的多饮者有益。

类似小偏方
取地骨皮 50 克放入砂锅中，加适量清水煎煮 30 分钟，滤渣取汁，代茶饮用。

偏方 3 / 二皮汤
改善口渴症状

材料

冬瓜皮、西瓜皮各 50 克。

做法

将冬瓜皮、西瓜皮洗净，切成小块，一起放入砂锅中，加适量清水，大火煮沸后改小火煎煮 20 分钟，滤出汁液即可。

用法：代茶饮用，每日 2 次。
适用人群：糖尿病患者。

小偏方大功效

冬瓜皮味甘、性凉，可利水消肿；西瓜皮味甘、性凉，可清热、解渴利尿。二者合用，可有效缓解糖尿病患者口渴、多饮的症状。

出处：民间验方

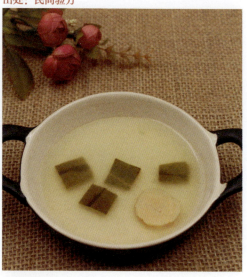

温馨提示

1. 建议一次不要喝太多，以免造成肠胃不适。
2. 脾胃虚寒、腹泻、阳虚体质者忌饮。

出处：民间验方

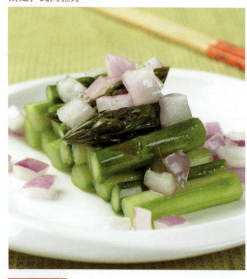

偏方 4 / 洋葱拌芦笋
降糖、减脂、通便

材料

洋葱 30 克，芦笋 200 克，胡椒粉、芝麻油、醋、盐各适量。

做法

洋葱去皮、洗净，切成粒；芦笋洗净，切成段，入沸水中加适量盐焯熟，捞出沥水。将洋葱粒、芦笋段放入碗中，加胡椒粉、芝麻油、醋、盐拌匀，装盘即可。

用法：佐餐食用。
适用人群：糖尿病患者。

小偏方大功效

洋葱中所含的硫化物可刺激胰岛素的合成和分泌，能有效降低血糖。芦笋属于低糖、低脂肪、高纤维的健康食材，并含有降血糖的成分。

温馨提示

1. 皮肤瘙痒、急性眼充血、胃炎、肠炎者忌吃洋葱。
2. 芦笋中含有嘌呤，必须焯水后食用，且脾胃虚寒、尿酸代谢异常、痛风者忌食。

附录：不同体质表现及饮食宜忌

在介绍偏方时，我们时常会提到"体质"二字。这是因为人的体质有别，一个偏方即使再有效，可能适合他人，却不一定适合自己。也就是说，使用偏方时必须结合自己的体质，以免小病小痛没治好，反而加重了原有症状。正因如此，我们特意编写了下表，希望对大家有帮助。

不同体质表现及饮食宜忌一览

不同体质	简要介绍	症状及表现	饮食宜忌
阴虚体质	由于体内津液精血等物质亏少，出现以相关组织器官失养和内热为主要症状的体质状态	常表现为形体消瘦，手足心热，潮热盗汗，心烦易怒，口干咽燥，尿黄便干，喜食冷饮，舌干红、少苔	宜滋阴清热，吃绿豆、黄瓜、丝瓜、苦瓜、西瓜、梨、百合、菊花、金银花等 忌吃性热燥烈食物，如辣椒、花椒、胡椒、生姜、大蒜、韭菜、荔枝、羊肉等
阳虚体质	由于身体阳气不足，出现以体寒肢冷等虚寒现象为主要症状的体质状态	常表现为形体虚胖，面色苍白，畏寒怕冷，手脚冰凉，睡眠偏多，小便清长，大便稀溏，喜食热饮，舌苔淡白	宜温补阳气，吃辣椒、生姜、韭菜、洋葱、龙眼、荔枝、板栗、羊肉、牛肉等 忌吃生冷寒凉食物，如绿豆、苦瓜、丝瓜、冬瓜、西瓜、梨、鸭肉、兔肉、蟹肉等
气虚体质	由于身体元气不足，出现以气息低弱、身体和脏腑功能低下为主要症状的体质状态	常表现为气短懒言，精神不振，体倦乏力，易出汗，耐力差，记忆力不佳、健忘，易感冒，舌淡红、苔白	宜补气益气，吃糯米、红枣、花生、莲子、山药、芡实、黄芪、人参等 忌吃耗气食物，如香菜、大蒜、萝卜、芥菜、金橘、薄荷、荷叶、山楂等，以及肥甘厚味食物
血瘀体质	体内有血液运行不畅的潜在倾向或瘀血内阻的病理基础，并表现出一系列外在征象的体质状态	常表现为面色发黑，皮肤粗糙呈褐色，色素沉着，口唇黯淡，舌质青紫或有淤点	宜活血化瘀，吃黑豆、茄子、油菜、莲藕、黑木耳、柠檬、山楂、当归等 忌吃肥腻寒凉食物，如肥肉、鱼子、蟹黄、蛋黄、油炸食物、冷饮等
痰湿体质	由于人体脏腑功能失调，身体水液内滞导致痰、湿凝集在一起，形成黏滞重浊的体质状态	常表现为体形肥胖，腹部肥满，油光满面，胸闷痰多，容易困倦，喜食肥甘，舌体胖大、苔白腻	宜燥湿化痰，吃薏米、红豆、白萝卜、冬瓜、海带、竹笋、扁豆、鲤鱼、陈皮等 忌吃肥甘厚味食物，如糯米、西瓜、枇杷、猪肉、甲鱼等
湿热体质	由于长期受湿热侵袭，出现的以清浊内蕴、阳气偏盛为主要症状的体质状态	常表现为面垢油光，多有粉刺痤疮，口苦口干，心烦倦怠，小便短赤，大便燥结，舌苔黄腻	宜祛湿清热，吃绿豆、红豆、芹菜、黄瓜、苦瓜、丝瓜、冬瓜、萝卜、豆腐、鲫鱼等 忌辛温滋补，不吃如大葱、生姜、大蒜、龙眼、猪肉、羊肉、甲鱼、奶油等食物

（续表）

不同体质	简要介绍	症状及表现	饮食宜忌
气郁体质	由于长期情志不畅、气机郁滞，形成的以性格内向、忧郁脆弱、敏感多疑为主要症状的体质状态	多见于女性，常表现为性格内向，易多愁善感，还易伴有胃口不好、睡眠不佳、健忘悲观等表现	宜疏肝理气，吃香菜、黄花菜、金橘、薄荷、陈皮、山楂、茉莉花、玫瑰花等 忌寒凉酸涩，不吃如辣椒、南瓜、乌梅等食物，不喝冷饮
特禀体质	由于先天禀赋不足、遗传等因素造成的一种特殊体质，以过敏体质最为常见	常有多种表现，如打喷嚏、流鼻涕，皮肤上因过敏出现紫红色淤点等	宜益气固表，吃小米、山药、胡萝卜、西蓝花、金针菇、蜂蜜等 忌吃致敏发物，如牛奶、鸡蛋、花生、蚕豆、茄子、鱼虾等（每个人的致敏食物不同）
平和体质	这是令人羡慕的健康体质	常表现为体态适中，面色红润，精力充沛，脏腑功能强健，积极乐观	宜饮食均衡、多样、搭配合理，多吃新鲜蔬菜和水果 忌偏食挑食、暴饮暴食